中医辨治

疑难危急重症百案精选

吕旺 著

人民卫生出版社
·北京·

图书在版编目（CIP）数据

中医辨治疑难危急重症百案精选 / 吕旺著. — 北京：
人民卫生出版社，2022.9 （2023.2重印）
ISBN 978-7-117-33483-9

Ⅰ.①中… Ⅱ.①吕… Ⅲ.①急性病 – 中医治疗法②
疑难病 – 中医治疗法 Ⅳ.①R278②R242

中国版本图书馆 CIP 数据核字（2022）第 158592 号

人卫智网	www.ipmph.com	医学教育、学术、考试、健康，
		购书智慧智能综合服务平台
人卫官网	www.pmph.com	人卫官方资讯发布平台

中医辨治疑难危急重症百案精选
Zhongyi Bianzhi Yinan Weiji Zhongzheng Baian Jingxuan

著　　者：	吕　旺
出版发行：	人民卫生出版社（中继线 010-59780011）
地　　址：	北京市朝阳区潘家园南里 19 号
邮　　编：	100021
E - mail：	pmph @ pmph.com
购书热线：	010-59787592　010-59787584　010-65264830
印　　刷：	三河市宏达印刷有限公司（胜利）
经　　销：	新华书店
开　　本：	889×1194　1/32　印张：7.5　插页：2
字　　数：	132 千字
版　　次：	2022 年 9 月第 1 版
印　　次：	2023 年 2 月第 2 次印刷
标准书号：	ISBN 978-7-117-33483-9
定　　价：	50.00 元

打击盗版举报电话：010-59787491　　E-mail：WQ @ pmph.com
质量问题联系电话：010-59787234　　E-mail：zhiliang @ pmph.com
数字融合服务电话：4001118166　　E-mail：zengzhi @ pmph.com

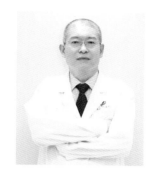

作者简介

吕旺｜字继炘　副主任中医师

河北省沧州市中心医院中医一科主任。

中国中医药信息学会中西医学汇通分会副会长。

河北省抗癌协会传统医学专业委员会第三届常务委员。

河北省中医药学会肿瘤专业委员会第四届常务委员。

河北省中西医结合学会肿瘤专业委员会第三届委员。

沧州市张锡纯学术思想研究会会长。

沧州市刘完素学术思想研究会副会长。

沧州市中医药学会肿瘤专业委员会副主任委员。

沧州市中医药学会经方专业委员会副主任委员。

沧州市中西医结合学会络病专业委员会副主任委员。

沧州市疫病防控和公共卫生临床管理中心中医专业首席专家。

沧州市医疗纠纷人民调解委员会评估专家。

在核心期刊发表论文 19 篇，出版专著《三两三[1] 临床应用与研究》。曾获河北省中医药学会科学技术进步奖二等奖、沧州市科学技术进步奖三等奖。

---

[1] 三两三：来源于民间秘验方，师承相授，口口相传，秘不示人。其基本组成为黄芪、金银花、当归、甘草、蜈蚣，方中的第一、第二、第三味药的用量均为一两，第四味药用量三钱，第五味药用量三分，故名"三两三钱三分"，简称"三两三"。笔者对此方做了 30 余种变化，用于治疗多种疑难危急重症，深感此方不凡，效专力宏，正如闫志安所说"得之者为大医"！

吴以岭序

    自 19 世纪西医传入中国对中医造成重大冲击，面对着否定和废除中医的种种思潮，中医界一直处在与西医竞争及现代科学技术日新月异的环境中，如何传承与创新中医药值得每个中医人深思。近代名医张锡纯《医学衷中参西录·自序》言："吾儒生古人之后，当竟古人未竟之业，而不能与古为新，俾吾中华医学大放光明于全球之上，是吾儒之罪也。"

    中医药是中华民族在与疾病作斗争的过程中逐渐发展起来的，临床疗效是中医赖以生存和发展壮大的根本动力。吕旺教授集萃 10 余年临床实践，精选百例疑难危重病案，详细阐述诊疗经过、处方用药及心得经验，著成《中医辨治疑难危急重症百案精选》，方药涉及大柴胡汤、小柴胡汤、藿朴夏苓汤等 80 余首经典方剂，病案涉及小肠梗阻、结核性脑膜炎高热、高位颈椎损伤尿频等内、外、妇、儿、五官等各科的危重疾病。纵览全书，病案用药记述翔实，分析解读鞭辟入里，经典引述发人深省，切实反映出中医药在急危重症领域的临床疗效和应用价值。

21 世纪，随着世界生命科学研究由还原论向整体论的回归，中医药整体、系统、辨证、恒动的思维特点，天人相应、整体观念、辨证论治的学术特色，复方中药、系统干预、不良反应小的治疗优势，重新在世界范围内受到广泛的重视，特别是在党和政府对中医药的政策支持下，伴随着中华民族伟大复兴梦的实践和健康中国伟大战略的实施，中医药面临着前所未有的发展机遇和前景。希望吕旺教授及广大中医药人在中医药发展的道路上不畏、不屈、不懈、不馁，秉承圣贤训教，毋意、毋必、毋固、毋我，精研临床，勤于笔耕，面对成功与失败，不狂、不惧，改之、勉之，在中医药事业中取得更高成就，惠及更多病患，使中华医学大放光明于全球之上！

中国工程院院士

2022 年 1 月 6 日

李佃贵序

祖国传统医学有着两千年的辉煌，也有近百年沉沦，历代名家层出不穷，医学论著浩如烟海，待至临床则褒贬不一。

我与沧州吕君，并不熟悉，只是在几次学术研讨会上有过短暂接触，至于这本《中医辨治疑难危急重症百案精选》也没太在意，一日闲暇时顺手翻过，没想到短短的几分钟，竟被书里的几个案例吸引了，瞬间眼前一亮，用了一晚上的时间，看完了全部病例分析，居然让我颇有感触，虽非字字珠玑，却也例例精华。书中记录的病例多为危急重症，如脑出血、多器官功能衰竭、重症胰腺炎、急性心肌梗死、肠梗阻、重症肺炎、休克等等，这些对于中医界既熟悉又久违的案例，改变了我的看法。其病历资料收集完整、真实可信，既有传统的中医四诊，同时又兼备现代医学关键的阳性体征和辅助检查；诊病则拨云见日，去伪存真，颇具慧眼；病情分析或言简意赅，寥寥数语，却有点睛之妙，或细致入微，见微知著，层层深入，直中要害，连篇累牍而不繁；用药更是独具一格，或药物（量）平平而内蕴奥妙，或大剂重投，直捣黄龙，或围魏救赵，巧妙取效，精准地找到了中西医之间恰当的结合点，将"验、简、便、廉"发挥到极致！看似简单的药物加减之中也蕴藏着作者的独特思维与经验！至于疗效的判定更是严格，甚至苛刻，符合中西医双重标准！而且字里行间透露出对病人的同情、怜悯，对中医学的无限热爱和全身心的投入！如此可见其扎实的理论基础，深厚的医学功底，敏锐的思维，作为一位中年医生却能如此老道，实在难能可贵！可以说是我燕赵之幸！百姓之福！

橘井流香自有迷，原来秘密贯中西。
今看大纛沧州起，桃李不言花下蹊。

国医大师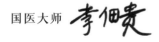

2022 年 1 月 10 日

黄煌序

    临床是中医的用武之地，医案是经方沙龙的入场券。我一直提倡每一个中医师应该撰写自己的医案论著。不论职称高低，不看职场大小，更不看头上罩着哪种光环，只要有临床就可以研究中医，只要有自己的医案就可以讨论经方，甚至可以成为中医的高手。

    这本医案集是沧州吕旺医生多年的临床实录。疑难危急重症案例多，是本书的最大特色，如肠梗阻、重症胰腺炎、呼吸衰竭、心力衰竭、中毒性休克、多器官功能衰竭、大面积心肌梗死、脑出血、肺炎高热、癌症高热不退等，均以经方、时方以及经验方等成功救治。作者遣方用药的心得体会，可以为临床医生应用经方开阔眼界；字里行间所透发出的那份自信和勇气，可以给现代中医人壮腰！

    期待本书能得到广大临床医生的关注和喜爱！

全国名中医、南京中医药大学国际经方学院教授

黄煌

2022 年 7 月

陈明序

　　悠悠中医史，绵绵方药情，阴阳法天地，大道显神通！中医，乃仁和之医，自然之医，大繁若简之理，知行合一之术，疗疾救危，保身长全，护佑中华，生息繁衍。然世人却有谓：中医疗慢不治快，济缓不救急，果如是焉？答曰：非也！君不见，中医学术每得发展之际，正是救急技能突出展现之时，前垂仲景《伤寒杂病论》，后出葛洪《肘后备急方》，更有孙思邈《备急千金要方》、吴有性《温疫论》诸等大作，皆是中医救急解危之典册；安宫牛黄丸、紫雪、至宝丹、苏合香丸、小儿回春丹众将良药，更为中医抢救重患之良方。从古今瘟疫肆虐，到中西疑难大证，中医中药皆能挺身而出，且战功显赫。中医急救医学可谓历史悠久，功效垂范！

　　吕旺先生，沧州市中心医院中医科医师，职司科室主任多年，乃医中之翘楚。效法仲景之学，精研历代诸家，古今接轨，中西交融，饱读医书，善起沉疴。曾一方六法通肠梗，三两三方解疑难，自谦纵为竹木屑，亦为大厦之一员。高拥书城，广搜博采，潜心临床，积累经验，先后撰写《三两三临床应用与研究》专著及多篇学术论文，刊行于世，反响不凡。今又将其临床治疗疑难、重危病症之经验，汇集一帙，分门别类，添加附注，名为《中医辨治疑难危急重症百案精选》，将付剞劂，以飨读者。是书具有以下特点：

一者，理论联系实践。理论源于实践，实践升华理论。理论付实践，犹水之有源；实践依理论，方木之有本。是书病案陈述于前，按语附注于后，病案理法方药贯穿一线，辨之入木，治之有序；按语脏腑阴阳统贯五行，分析入理，引证有据。看似疑难重危，而千头万绪；一经引经据典，则知一通百。做到以理解案，以案明理，以拨中医临证之迷茫。

二者，传统结合现代。回归经典，服务当代，乃中医之必行。是书以经典理论为指导，以经方运用为首选。妙手施用，令古老之经方焕发青春；救危解急，使当代之临床大放异彩。可谓以简易之方药，救危难之疾厄；令经典之学术，为现代之所用。古方今用，历史对话。

三者，中医汇通西医。中西医结合，应有机融洽，当寻找恰当之切入点。是书旨以提高正效用，减少副作用，缩短治疗过程，降低医疗费用，临证结合西医西药，屡获全功。如结合仪器检查，延伸"四诊"运用之范围；借鉴西医理论，制订中药西药之组合；面对棘手难题，巧改中药给药之渠道；参考微观指标，辅以辨病用药之措施。中西汇通，医理圆融，他山之石，可以攻玉！

书稿甫成，余有幸先睹为快，获益良多，之后吕主任又通过中西汇通学会向余求序，余感其诚，复嘉其学，仁心济世，功莫大焉。因之不揣固陋，而为之序。

　　北京中医药大学教授、博士研究生导师，首都名中医

2022 年 4 月 10 日

自 序

时光荏苒，岁月蹉跎，转眼从医三十年，酷爱斯职，孜孜以求，虽已年近半百，激情仍不减当年！愚天生拙钝，读书、临证之外，别无他好，唯于风清月朗静思之时，略有小思，斗胆录于笔端，恳求同道斧正！

医者易也——易者其意有三：一者容易，陈修园有《医学实在易》，前有古人经验、著作，开卷即得，今有国家政策支持、鼓励，疗疾祛疴绝非难事！二者不容易，中医学博大精深，仰之弥高，钻之弥坚，登峰造极，绝非易事！升堂入室者更是凤毛麟角！三者更换，历代中医都会烙上时代印记，清末民初，西学东渐，传统中医学受到强大冲击，因循守旧，必定裹足不前，甚至会惨遭淘汰！当下又值科技腾飞，他山之石，可以攻玉，更新思路，弃短扬长，融汇中西，中医学必将如虎添翼！

医者一也——一者一心一意，毕生的精力，全身心投入，如痴似狂，拒名利于千里之外！人生百年如白驹过隙，岁月苦短，事业永恒，专注于医，别无他求！

医者疑也——疑者怀疑，并非无中生有、故弄玄虚，而是不拘于现状，不盲目认同，勇于发现疑点，敢于挑战权威定论。茫茫医海，未知良多，疑惑丛丛，大胆怀疑，不断颠覆，积极探索，才能走得更远、更高！

医者毅也——毅者毅力、恒心，持之以恒，坚持不懈，有付出才会有、也必定会有回报！人生应当像种子一样，被踩踏了一脚，才更加增强了崛起的信念！桃李不言，下自成蹊，一分耕耘，一分收获，堆沙成塔，集腋成裘，才可力挽狂澜，救黎庶于水火！

医者意也——意者才思敏捷，思接千载，视通万里，发皇古义，融会新知，最终可达光辉的医学顶峰，摘取皇冠上的宝石！

医者义也——义者正义，学术向来崇尚真理，医学更是容不得丝毫瑕疵，"胸中有万卷书无半点尘者，方可为医"，救死扶伤，职责所在。2003 年的严重急性呼吸综合征、2009 年的甲型 H_1N_1 流感、2020 年的新型冠状病毒肺炎流行之际，白衣天使，舍生忘死，逆行抗疫，有侠义之风，乃我中华民族救危扶颠之中流砥柱！

医者艺也——艺者术也，中医学不仅是一门强身健体、祛病疗疾的自然科学，而且也是一门高深的哲学、深奥的文学，更是植根于中华民族传统文化的一门实用科学。

医者怡也——怡者心情愉悦，救死扶伤的成就感，绝非名利所能比拟！

医者益也——益者收益、获益，中医学益人、益己、益家国，"上以疗君亲之疾，下以救贫贱之厄，中以保身长全，以养其生"，良相者济一世，良医者救万代！

医者议也——议者探讨、交流，为医者断不可孤芳自赏，更不可夜郎自大，即使名医硕彦也难免一叶障目，切磋研究，互通有无，共同进步，单丝不成线，独木不成林，众人拾柴火焰高，江河不择细流才能就其深！独行快，众行远，是也！更有胸襟者，向对手学习，言我恶者为吾师！

医者仪也——仪者形象、气质，医者光明磊落，谈吐文雅，为人表率！

医者忆也——忆者回忆、反省，时刻总结临证所得，丰富基础理论，积累临床经验，及时纠正偏差，日三省吾身，引以为鉴！

医者屹也——屹者屹立、威武、高大，近百年来，中医面临着前所未有的机遇和挑战，感激伤害你的人，因为他磨炼了你的心志，感激绊倒你的人，因为他强壮了你的能力！"世间谤我、欺我、辱我、笑我、轻我、贱我、恶我、骗我，如何处治乎？""只是忍他、让他、由他、避他、耐他、敬他、不要理他，再待几年，你且看他！"医者自强，勤求古训，博采众长，继承创新，祖国医学必将再次屹立于世界医林！

医疗关乎每一个人的生命安危，不是每一个人都会成为医生，但每一个人都有可能会成为病人。医者仁心仁术，善待每一位病人，既治病人之身，又疗病人之心，行医如同做减法，在保证疗效的前提下，尽量避免不良反应、降低医疗费用，最大的效价比，是所有医生毕生的追求！我本愚陋，竹头木屑、壁影荧光而已，虽有解民倒悬之心，但无济世活人之力，游艺于医，访海内圣手，推求师意，方知此事之难知！生为中医搏斗士，虽非幽室明灯，续医之焰，但也要扼住命运的咽喉，同狂风暴雨比一比力量，把一生交付战斗，决不挣扎着踏上沉寂的海岸，悲哀地记数着身上的伤口！

雨夜疾书，不知所言！

吕旺

于沧州大运河畔耕耘斋

2020 年 3 月 8 日深夜

前　言

任何一门学科，要想做强做大，理论结合实践，永远是颠扑不破的真理！学而不思则罔，思而不学则殆，没有实践检验的理论是空白的纸上谈兵，没有理论指导的机械实践，只能知其然而不知其所以然。中医学博大精深，既有系统的基础理论，也有几千年丰富的临床经验，而更偏于是一门经验医学，自古既有"熟读王叔和，不如临症多""读医不如读案"等古训，不闻不若闻之，闻之不若见之，见之不若知之，知之不若行之。

"读方三年，便谓天下无病可治；及治病三年，乃知天下无方可用！"临证时病情纷繁复杂、变化多端，甚至险象环生，有时却束手无策，正如古人所说"人之所病病疾多，医之所病病道少"，若再拘于门派之见，无异于作茧自缚！乐言己之长者不知己，乐言人之短者不知人，取人之长，补己之短，方为智者！

疗效是中医的命，是中医传承、发展、立于不败之地的根本所在！近现代废除中医的呼声时有，但中医仍然活跃于临床一线，主要是因为有可靠的疗效，有广大的病人群体，因而中医的强大是必然的，但必须是在中医人自强的前提下才能实现！反之，假如中医丧失了疗效，就会成为无源之水、无本之木，终将走向衰落，更谈不上发展壮大。病人满怀希望而来，最终带着失望而走，久而久之，中医也就没有了病源，失去了存在的必要，就可能会走向一种可怕的、自杀式灭亡的结局！

现在有人抱怨"西医抢了中医的饭碗""西医要废除中医"！但我个人体会并非如此！我毕业后始终在综合医院的中医科工作，而且沧州市中心医院综合实力在全国地市级医院中排名第二，在河北省排名第一，在一个西医实力如此雄厚的环境中，丝毫没有被"排除"的感觉。恰恰相反，西医同道给我提供了大量的参与危急重症、疑难杂症的救治机会，而我每诊必定用心尽力，从未让西医同道失望，对"中医拐杖"的绰号，却也津津乐道，引以自嘲——不怕被人"利用"，就怕自己"没用"，而且希望终身被人"利用"，被所有人"利用"！

创业如同针挑土，败家如同浪淘沙！士农工商，勤俭节约，未有不兴，中医亦然！笔者勤耕临床30年，综合运用经方、时方、民间验方、个人经验方以及中西医结合的方法，于临床略有小获，今筛选病例100则（其中住院会诊病人多为中西医结合治疗，绝非我一人之功），以飨读者，为求引玉！

另外，中国工程院院士吴以岭、国医大师李佃贵、全国名中医黄煌、首都名中医陈明，于百忙之中赐赠序言，在此一并感谢！

吕旺

2020年3月

目 录

例1　　大黄附子汤合枳术丸治疗小肠梗阻案

韩某，女，75岁，2018年2月13日。因小肠梗阻请中医会诊，其停止肛门排便排气4天，上腹胀满隐痛，肠鸣音减弱，胃潴留液每天多达1800ml，咳嗽，咳痰色白，精神状态差，时清时昧，嗜睡，时燥热，喜冷饮，手足温，无明显发热、恶心、呕吐、多汗，血总蛋白49.6g/L，白蛋白27.2g/L，血钠159mmol/L，舌淡红胖、苔薄白少津，脉沉细虚数，心率（HR）130～140次/min。

诊断：关格。治则：泻下通腑，温阳防脱。

处方：大黄附子汤、枳术丸合方化裁。

用药：炮附子15g（先煎），大黄6g（后下），枳实20g，生白术30g，细辛4g，生姜20g，茯苓20g，甘草10g，黄连3g，党参30g。每日1剂，水煎分2次内服。

外用：麻黄5g，炮附子5g，细辛3g，大黄5g，乌药10g，槟榔10g，肉桂3g，艾叶5g，生姜5g，冰片1g。为末，适量白酒调和，外敷神阙，每日1剂。

二诊（2月18日）：服药2剂后开始排便排气，腹胀减轻，大便每天1～3次、每次量约100～200ml，可见少量成形便，潴留液减少，每天800ml左右，神清，

血 Na^+ 138mmol/L，舌淡红胖、苔少津少，脉沉虚略数，左脉略显滑象，HR 110 次/min。

处方：炮附子 15g（先煎），酒军 6g，细辛 3g，枳实 15g，生白术 30g，生姜 10g，茯苓 15g，甘草 10g，党参 20g，山药 30g，木瓜 15g，炒白芍 15g。

三诊（2月25日）：精神好，腹胀、咳嗽、咳痰消失，气便通畅，胃潴留液每天约 100ml，复查血白蛋白 31.6g/L，舌淡红胖、苔薄白，脉沉缓，HR 89 次/min。以归芍六君子汤调理善后，胃开纳进，痊愈出院。嘱其山药、薏苡仁、核桃、生姜、当归、茯苓适量，糜粥自养。

【附注】此例以小肠梗阻请会诊，上则食不得入，下则大便不得通。中医认为，六腑以通为用，以降为和，传化物而不藏，实而不能满。此病人一方面有气便不通、胃液潴留等腑实标症，同时又有神疲、嗜睡、低蛋白血症、脉沉细虚数等少阴里虚证，且燥热、饮冷，恐有虚阳外越之兆。过去有"通补两难"之说，其实不然，可补泻同施，标本兼顾，各建其功。"小大不利治其标"，苦寒攻下势在必行，"非下不能去其积"，大黄、枳实斩关夺门，行气导滞，通下腑实；但年至耄耋且残缺之阳已难维系，"脉微细，但欲寐"，更无力承受苦寒戕伐，"天之大宝只此一丸红日，人之大宝只此一息真阳"，"非温不可祛其寒"，附子辛甘大热，破阴除霾，离照当空，固护元阳，恢复人身之原动力，温下破结，直捣黄龙；党参、白术、茯苓甘温健脾益中气，淡渗利水消痰源，固守后天之本，持中央以运四旁；细辛、生姜温通阳气以化水饮；少量黄连，苦寒健胃，以为反佐，为偷渡上焦之用，防寒热格拒；甘草健脾益气，调和斡旋，使补、泻、寒、热之药各行其路，并行不悖，平和之药仍堪大任，如此可脾气健运、肾气复充、腑气通畅。

例2　大柴胡汤、犀羚白虎汤、藿朴夏苓汤、升降散治疗结核性脑膜炎高热案

　　王某，女，62岁，2019年2月26日。因高热入院，确诊为结核性脑膜炎，体温（T）39℃，用退热药可汗出热退，旋而复升，神清，头痛，项强，恶心，口苦，便秘，无明显呕吐、咳痰、抽搐，舌淡红苔白腻，脉滑数。

　　诊断：春温。治则：清化退热，辟秽降浊。

处方：大柴胡汤、犀羚白虎汤、藿朴夏苓汤、升降散合方化裁。

用药：柴胡 30g，黄芩 20g，清半夏 10g，石膏 45g，知母 10g，水牛角 20g，羚羊角粉 3g（冲服），苍术 10g，藿香 20g（后下），厚朴 12g，茯苓 20g，大黄 6g（后下），蝉蜕 12g，僵蚕 20g，芦根 30g，甘草 12g。

二诊（3月1日）：体温控制在 38.5℃ 之下，头痛项强，恶心，口干，便通，胃胀，舌淡红苔少，脉略滑。鸱张高热得以杀减，阴伤之象已显，一则高热耗伤，"燥万物者莫熯乎火"，二则苦温燥湿之力似为过之。

处方：柴胡 20g，黄芩 20g，清半夏 10g，党参 15g，石膏 45g，羚羊角粉 3g（冲服），知母 20g，水牛角 30g，地骨皮 30g，蝉蜕 12g，桂枝 10g，白芍 20g，芦茅根各 45g，僵蚕 20g，甘草 15g，牡蛎 30g，枳实 15g。

三诊（3月6日）：体温 38.5～39.5℃，神清，头痛，纳呆，胃脘不适，便通，舌淡红苔薄白，脉滑。终归春温大症，鸱张邪热很难一荡而平，一波三折在所难免。守方再进，上方改柴胡 30g，加酒军 6g。

四诊（3月13日）：热退 3 天，头部隐痛沉胀不适，口苦，纳可，便通，舌淡红苔薄白腻，脉略滑。中西医结合，邪热终得肃清，遂调理善后，追剿余邪，为收全效。

处方：柴胡 18g，黄芩 10g，清半夏 10g，党参 15g，藿香 15g（后下），厚朴 10g，茯苓 15g，地骨皮 20g，茵陈 20g，石菖蒲 15g（后下），生薏苡仁 30g，僵蚕 10g，泽泻 15g，甘草 10g。加减治疗 1 周，痊愈出院。

【附注】春温大症，多以毒、热、湿、瘀四邪为患，蒙蔽清窍，弥漫三焦，甚至引动肝风。治疗：①清热：集苦寒、甘寒、咸寒之力，清剿鸱张邪热。②平潜：既可协助清化退热，又可平肝，防内风萌动。③大黄为祛邪设，非为结粪设，"扬汤止沸，莫若釜底抽薪"，腑气通畅，给邪气以出路，利于退热，缩短病程。④湿浊困厄，既可蒙蔽清窍，甚至弥漫三焦，又可郁而化热。治疗当主次斟酌，热重者清热为主，湿热并重或湿重于热者应以化湿为主，兼以清热，湿祛热孤，否则反致热去湿独留，胶着难解，甚至导致湿从寒化，病势缠绵，预后不良。⑤春温之邪，可逗留气分，也可直入营血，血得寒则凝，得温则行，遇热也凝，火热煎熬，必致营血郁滞。犀角（现为禁用品，以水牛角代）、羚羊角之类，咸寒清热、质重平肝、凉血护营，未雨绸缪。⑥至于"结核杆菌"，虽为现代医学之确切病原体，也是西医治疗的核心，但作为中医对此只可借鉴，不可因之羁绊，治疗中不可一味寻找解毒杀菌药，而应从整体出发，四诊合参，辨证论治。中西医结合可以有所侧重、互补，方为上上之策！⑦中后期加桂枝辛温反佐，防寒凉困厄致神机呆顿。合而成方，可毒消、湿化、热退，自无留瘀之患，神清体健，痊愈出院！

例3 大柴胡汤、升阳益胃汤治疗高位颈椎损伤尿频案

侯某，男，43岁，2014年4月3日。外伤导致高位颈椎损伤，四肢活动不利，步履蹒跚，持杖而行，最为苦恼者尿频，严重时8～10分钟排尿1次，每天15次左右，坐、卧位时尚可憋尿，立位时则控制不住，且排尿无力，尿黄灼热，口涩，口秽，乏力，大便干结如球、2～3天1次，无明显发热、恶心、呕吐、头晕、项强，舌淡红苔黄厚腻，脉滑略弦。

诊断：血瘀湿热，膀胱失约。治则：清瘀通腑，化浊缩尿。

处方：大柴胡汤、桃核承气汤合方化裁。

用药：柴胡 15g，黄芩 10g，清半夏 15g，党参 15g，补骨脂 15g，枳实 15g，桃仁 15g，桂枝 15g，茵陈 30g，石菖蒲 15g（后下），萆薢 30g，酒军 10g，蒲黄 20g，琥珀 5g（冲服），甘草 10g。

二诊：治疗 2 周，小便 10 次 /d，早晨尿频明显减轻，下午 3 点以后加重，仍排尿无力，大便 2～3 天 1 次，质软，舌淡红苔白厚腻，脉缓。

处方：黄芪 30g，清半夏 10g，陈皮 15g，茯苓 15g，白术 15g，党参 10g，黄连 5g，柴胡 10g，泽泻 15g，白芍 10g，独活 10g，防风 10g，茵陈 20g，萆薢 30g，生姜 10g，甘草 10g。

三诊：服药 7 剂，尿痛、尿频逐渐减轻，2 小时 1 次，甚至可坚持 4 小时排尿 1 次，夜尿 1～3 次，排尿有力，步态趋于平稳，口涩苦减轻，大便基本通畅，舌淡红苔薄白腻，脉缓。上方加葛根 15g。

四诊（7 月 17 日）：因生气着急再次出现尿频，灼热，尿失禁，淋漓不尽，大便通，舌淡红苔淡黄厚腻，脉弦略滑。

处方：柴胡 15g，黄芩 10g，清半夏 10g，党参 15g，厚朴 10g，茯苓 15g，苍术 10g，陈皮 15g，萆薢 30g，石菖蒲 15g（后下），茵陈 30g，泽泻 20g，郁金 15g，甘草 10g。

五诊：服药 2 剂，前症明显减轻，小便 10 次 /d，大便日行，舌淡红苔薄淡黄腻，脉缓略滑。上方加乌药20g、刘寄奴20g。

治疗至10月30日，基本痊愈，小便约3小时1次，夜尿1次，大便通畅，舌淡红苔薄白略腻，脉缓。停药观察，半年后随访，二便正常。

【附注】此例尿频因高位颈椎损伤，神经调节功能障碍所致，其治疗一波三折。肝脉抵少腹络阴器，司开阖，早期为肝胆湿热下注，加之瘀血阻滞，经脉不通，清浊不分，气化失司，便秘尿频，以大柴胡汤合桃核承气汤清肝利胆、化瘀通腑，茵陈、石菖蒲、萆薢化湿降浊；中期待湿浊将近蠲化，虚损之象突出，"中气不足，溲便为之变"，以升阳益胃汤益气升清（阳），与化湿降浊、发散余焰并进。即将湿化热除、清升浊降、便通溲缩之际，又因郁火恼怒，再次导致肝失条达，开阖失司，膀胱失约，尿频加重，遂再进小柴胡汤清肝降火，菖蒲郁金汤解郁化湿，平胃散燥湿和中，终收全功。

例 4 **柴白汤、茵陈术附汤治疗肝癌发热持续不退案**

张某，男，48 岁，2018 年 3 月 30 日。因乙型肝炎、丙型肝炎、肝癌住院。发热，体温 38℃左右，黄疸，面色晦暗苍黄，时有恶寒，腹胀，乏力，纳呆，恶心，尿黄，大便每天 2 ~ 3 次，轻度水肿，舌淡红苔薄白，脉略滑。

诊断：毒蕴肝胆，郁而化热。治则：清化退热，疏利肝胆。

处方：柴白汤加减。

用药：柴胡 30g，黄芩 10g，姜半夏 10g，党参 15g，枳实 15g，苍白术各 15g，地骨皮 20g，生薏苡仁 30g，郁金 15g，牡蛎 30g，茵陈 30g，甘草 10g，生姜 10g，石膏 30g。

上方加减治疗至 4 月 9 日，体温仍波动在 37.6 ~ 38℃，偶达 39℃，面色暗黄，余无明显不适，舌脉同前。调整思路，从阴黄治疗入手。

处方：柴胡 30g，黄芩 10g，姜半夏 10g，党参 15g，石膏 30g，炮附子 15g（先煎），茵陈 30g，白术 15g，泽泻 20g，茯苓 20g，葛根 30g，酒军 6g，生薏苡仁 30g，生姜 10g。

服药 1 剂，汗出热退。观察 1 周，体温正常，带药出院。

4 月 27 日随访，体温正常。直到 1 年后病逝，体温始终正常。

【附注】此例初诊从常规入手，"热者寒之"，苦寒直折，甘寒清热，辅以疏肝、解毒之品，治疗 10 余天无效，而后从阴黄入手，取得明显效果。①辨证论治是中医的根本，处方用药必须从四诊收集的资料入手，摆脱常规和西医的束缚，从解毒、抗癌的层面上跳出来。②本案处方的重点在于辛甘大热的附子配辛甘大寒的石膏，表面看二者水火不容，但深层次看恰好切中病机：阴黄本质是寒湿不化，同时"癥积之处必有伏阳"，癌毒化热，此时如果单纯以寒清热必定更伤阳气，单纯甘温也会助长鸱张邪热，寒热共投，并行不悖，各行其路，而收佳效。③柴胡用至 30g，收到汗出津津的效果，"体若燔炭，汗出而散"是也！关于柴胡劫阴的个人观点：自清代黄宫绣倡议柴胡劫夺肝阴之说，后世对此颇多顾忌。笔者认为，普通病人和津伤者放胆用之，辨证准确可收桴鼓之效，不必瞻前顾后，而对于肝肾亏损、阴精耗伤者断不可用，误投之必耗精夺液，甚至厥脱立至！

例5 **大柴胡汤合茯苓四逆汤治疗重症胰腺炎案**

付某，男，57岁，2014年11月14日。因进食大量猪肉诱发重症胰腺炎，合并肺炎、肾衰竭、呼吸衰竭，发热，T 38.6℃，镇静状态，腹胀，肠鸣音减弱，腹腔积液约700ml，大量黄痰，大便2天未解，四末欠温，当日尿量800ml，尿淀粉酶1500U/L，血淀粉酶800U/L，血压136/86mmHg，既往高血压、糖尿病，无明显多汗、水肿、呕吐，舌淡红苔薄白腻，脉略滑。

诊断：痰瘀化热，阳虚水停。治则：清化退热，温阳化饮。

处方：大柴胡汤、茯苓四逆汤合方化裁。

用药：柴胡20g，黄芩10g，党参30g，枳实15g，白术30g，沉香3g（冲服），大黄9g（后下），厚朴10g，桂枝15g，炮附子15g（先煎），茯苓30g，干姜10g，生薏苡仁30g，桑皮20g，甘草15g。

外用：大黄5g，肉桂5g，冰片1g，生姜5g，艾叶5g，乌药5g，槟榔5g，木香5g，厚朴5g。为末，外敷神阙，每日1剂。

二诊（11月17日）：T 37~38℃，肾功能正常，大便通畅、每天1~3次，肠鸣音正常，腹胀减轻，黄痰减少，尿量1500ml/d，舌淡红苔薄白腻，脉缓。上方去桑皮、大黄，加赤白芍各 20g、酒军 6g。

三诊（11 月 21 日）：T 37.6℃，咳痰减少，尿淀粉酶 60U/L，血淀粉酶 50U/L，超声提示胆囊肿大，引流腹水 300ml，大便 3 天未解。原方去附子、干姜，加郁金 15g、生姜 10g、虎杖 15g。

四诊（11 月 25 日）：神清，体温正常，自主排便，咳痰基本消失，遂转入普通病房，以逍遥散、归芍六君子汤调理善后。

【附注】此例邪实正虚，邪实者，发热、黄痰、腹胀、便秘、苔腻脉滑；正虚者，肾衰竭、呼吸衰竭、四末欠温，加之腹腔积液，"诸病水液，澄彻清冷，皆属于寒"，阳气已显虚衰迹象。祛邪则正自安，正强者邪自却，虽有古训"间者并行，甚者独行"，但此邪盛正虚并重，且岌岌可危，自当正邪兼顾，不可偏颇。以大柴胡汤和解少阳，清化退热，通下腑实，加桑皮以利肃肺，枳术丸通中有补，小承气汤行气导滞消胀，使三焦通畅，邪有出路，以利降酶；党参补气生津，四逆汤破阴回阳，使阳蒸阴化，邪水多一分，津液少一分，苓、术健脾利湿，水精四布，五经并行，共奏阳回邪去、正气安和之效。

例 6 **麻杏薏甘汤合三子养亲汤治疗慢阻肺、肺气肿案**

冯某，男，80岁，2017年3月16日。慢阻肺、肺气肿、肺心病45年，因急性加重住院治疗，咳嗽、咳痰，色黄，量多，哮喘，动辄加重，便秘、干结如球，消瘦，平卧位，无明显发热、恶心、呕吐、水肿，舌淡红胖苔薄白，脉滑、沉取不足，HR 98次/min。

诊断：痰火蕴肺，腑气不通，脾肾两虚。治则：清肺化痰，通腑降浊，健脾补肾。

处方：麻杏薏甘汤、三子养亲汤、旋覆花汤、橘枳姜汤合方化裁。

用药：炙麻黄5g，杏仁10g，葶苈子30g，瓜蒌20g，枳实15g，陈皮15g，茯苓15g，补骨脂15g，旋覆花15g，郁金15g，当归20g，莱菔子30g，山药20g，苏子30g，大黄6g（后下），甘草10g。

二诊（3月21日）：喘息阵发性加重，并多汗淋漓，大便仍干结如球，脉滑数、沉取不足，HR 118次/min。恐上方开豁太过，去瓜蒌、大黄、杏仁，加生白术30g、沉香3g（冲服）、山茱萸20g。

三诊（3月25日）：咳嗽、喘息、咳痰明显减轻，汗收，纳可，大便渐通，仍呈球状，舌淡红胖、苔薄白，脉滑数，HR 108 次 /min。

处方：炙麻黄 5g，苏子 30g，葶苈子 30g，枳实 15g，陈皮 15g，茯苓 15g，补骨脂 15g，旋覆花 15g，当归 30g，莱菔子 30g，山药 20g，生白术 30g，沉香 3g（冲服），山茱萸 20g，甘草 10g。

上方加减调理，病情平稳，好转出院。嘱其适避寒温，起居规律，避免外感，减少复发。

【附注】麻杏薏甘汤治疗湿痰蕴肺疗效肯定，但杏仁含有氢氰酸，可抑制呼吸，对于呼吸衰竭的病人不宜使用。三子养亲汤治疗痰涎壅盛，药简力宏，但白芥子过于温燥，痰瘀化热者亦非所宜。当此之时，去二者，改为葶苈子、补骨脂，则适中病机，恰如其分。葶苈子苦寒泻肺平喘、强心利尿、通腑泄浊，补骨脂温肾涩肠、纳气归根、强心平喘，二者上下兼顾、寒温并用、补泻同施，通泻无伤正气之虑，温涩无兜壅之弊，对于咳、痰、喘、呼吸衰竭、心力衰竭、便秘之症，可为入选之药。

 例 7　柴白汤治疗产后发热案

杨某，女，25 岁，2019 年 6 月 8 日。第一胎产后

15 天，发热 4 天，体温最高 41℃，寒战，汗出，头痛，口干多饮，乏力，轻度恶心，轻咳，少痰，纳呆，便通，贫血，无明显口苦、心慌，舌淡红苔白腻，脉滑数。

诊断：产褥热（三阳合病）。治则：清化退热，解肌发表。

处方：柴白汤加减。

用药：柴胡 25g，黄芩 10g，姜半夏 10g，党参 20g，桂枝 15g，炒白芍 15g，石膏 30g，苍术 10g，青蒿 20g（后下），葛根 20g，生薏苡仁 30g，茵陈 30g，芦根 20g，白茅根 20g，甘草 10g，薄荷 15g（后下）。

服药 1 剂，体温退至 37.8℃；再服 1 剂，体温正常，口干，纳呆，恶心，乏力，舌淡红苔薄白，脉缓。将大寒之剂易为清补之方。

处方：竹叶 15g，石膏 15g，姜半夏 10g，党参 15g，生姜 10g，茯苓 15g，甘草 10g，地骨皮 20g，麦冬 10g，茵陈 20g。

服药 4 剂，诸症消失，八珍汤调理善后。

【附注】"产后篇，有神术，小柴胡，首特笔。"产后发热，首先想到小柴胡汤及其系列加减方，为前人宝贵经验，验之临床，往往效若桴鼓！

例8　柴白汤合藿朴夏苓汤治疗肝癌介入后发热案

王某，男，64岁，2018年5月10日。肝癌介入治疗后发热，T 38～39℃，持续1周不退，纳呆，口苦，尿黄，大便2天未解，无明显恶寒、恶心、多汗、呕吐、咳痰、腹痛，舌淡红苔薄白腻，脉滑。

诊断：癌毒化热，湿浊胶着。治则：清肝退热，化湿降浊。

处方：柴白汤、藿朴夏苓汤合方化裁。

用药：柴胡20g，黄芩10g，清半夏10g，党参15g，石膏30g，桂枝15g，炒白芍15g，枳实15g，地骨皮20g，青蒿20g（后下），藿香15g（后下），厚朴10g，茯苓15g，甘草10g，生薏苡仁30g。

服药2剂，体温开始缓缓下降；5剂，热退、纳增、便通、脉静、身和，痊愈出院。嘱其将山药、薏苡仁、赤小豆适量煮粥，长期服用。随访1个月，体温正常，无明显不适。

【附注】柴白汤清化退热有余，而化湿降浊解毒之力不足。癌瘤本属顽毒，加之无水酒精虽为抗癌杀毒灵药，但也为外来浊毒，以毒攻毒，身受其戕。藿朴夏苓汤芳香化浊，更加薏苡仁利湿解毒，青蒿芳化透达，地骨皮甘寒凉润，四逆散疏利肝胆，桂枝温通、反佐，合方可清热化湿解毒，则脉静身和。

例9　柴白汤合藿朴夏苓汤治疗外伤肾积血发热案

李某，男，55岁，2017年8月11日。腹部外伤导致左肾周围血肿、腹膜后血肿，以发热请会诊。T 38～39℃，恶寒，微微汗出，纳呆，恶心，口苦，大便不畅，左下肢麻木（骨科会诊：左下肢神经损伤），腹痛已缓解，无明显咳嗽、咳痰、呕吐、胸闷，舌淡红苔白腻，脉滑数。

诊断：湿郁化热，脾胃不和。治则：清化退热，和中化浊。

处方：小柴胡汤、藿朴夏苓汤合方化裁。

用药：柴胡20g，黄芩10g，姜半夏15g，党参15g，藿香15g（后下），厚朴10g，茯苓15g，茵陈30g，枳实15g，白术15g，青蒿20g（后下），苏叶15g（后下），黄连3g，滑石15g。

服药5剂，体温最高38.5℃，症状无明显变化，舌淡红苔薄白腻，脉滑数。可见化湿降浊之力有余，清热之力不足。前方去苏叶、黄连、滑石、枳实、白术，加石膏30g、桂枝15g、炒白芍15g。再服3剂，热退，饮食增加，舌淡红苔薄白少津，脉滑。复查腹部CT：①左肾下极挫伤和肾被膜下、左侧肾周间隙血肿明显减少，散在积气；②腹腔积液明显减少；③双侧股静脉和髂内外静脉内多发血栓形成（建议绝对卧床14天，并抗凝治疗）。前方去石膏、桂枝、炒白芍，加石菖蒲15g（后下）、地骨皮20g、赤芍15g，调理善后。

【附注】此例病人发热，西医认为是因外伤导致肾、腹膜血肿引起，但经治疗后腹痛缓解，发热不退，中医辨证为湿浊羁留，郁而化火，主症在气分，并无明显血分症状，遂以柴白汤清化退热，藿朴夏苓汤芳香化浊、健脾助运、祛湿和胃，终收邪热得退、血肿吸收之效。由此可见，辨证论治是应用中医中药的根本前提，现代医学的新技术只能作为参考。

例 10 柴白汤合苓甘五味姜辛汤治疗颅脑外伤发热、咳痰案

刘某，女，79 岁，2018 年 4 月 30 日。发现摔倒于地伴口腔出血、呕吐入院，诊断为开放性重型颅脑损伤、创伤性硬膜下血肿、创伤性蛛网膜下腔出血、脑挫裂伤、继发癫痫、多发颅骨、肋骨骨折、颅内积气，行开颅血肿清除术，肺感染加重、呼吸衰竭、贫血、电解质紊乱（低钾血症、高钠血症）、心律失常（房性期前收缩）、休克，因血压降低转入 ICU，患者持续冰毯应用下仍发热，请中医会诊。

刻诊：昏迷，T 38.5℃左右，咳痰，色白，质稀，量多，腹胀，胃潴留液每天 300 ~ 500ml，二便基本正常，舌淡红苔薄白腻，右脉沉弱，左侧桡骨骨折石膏固定。

诊断：饮瘀化热，肺胃不和。治则：清化退热，化饮消瘀。

处方：柴白汤、苓甘五味姜辛汤合方化裁。

用药：柴胡 25g，黄芩 10g，法半夏 15g，党参 25g，石膏 30g，地骨皮 30g，桑皮 20g，生姜 15g，茯苓 20g，甘草 10g，细辛 3g，白术 20g，芦根 30g，补骨脂 15g，枳实 15g，陈皮 15g，当归 15g。

服药 3 剂，体温逐渐下降。效不更方，再进 4 剂，体温在 37.2～37.5℃，已撤掉冰毯，腹胀减轻，咳痰减半，胃潴留约 100ml/d，右脉仍沉弱。

处方：柴胡 15g，黄芩 10g，法半夏 10g，党参 15g，陈皮 15g，茯苓 15g，桑皮 20g，生姜 10g，细辛 3g，薏苡仁 30g，芦根 30g，甘草 10g。

服药 5 剂，体温正常，胃潴留消失，偶有少量白痰，神志逐渐清晰，顺利转出 ICU，以归芍六君子汤加鸡血藤、补骨脂，继续加减治疗。9 周后出院，语言流利，胃开纳进，回家休养。

【附注】此例病人高龄、重度外伤、休克、右脉沉弱，应为虚证，但左脉未及，四诊不全，加之西医应用抗休克治疗，无奈舍脉从症，权宜治疗。其因外伤致病，血瘀确据，加之腹胀与白稀痰，辨证治疗关键之处在于：外症发热与内在寒饮，系饮瘀化热。在冰毯作用下，体温仍达 38℃，急则治其标，以柴白汤苦寒、甘寒清化退热为主，内有党参以扶正，苓甘五味姜辛汤温化寒饮，枳术丸健脾行气消胀，待邪热杀减，转入扶正为主，健脾补肾、益气养血、化瘀通脉、行气化湿、蠲除余邪。耄耋老人，意外伤害，危急重症，中西合璧，终收理想效果！

例 11　　**柴胡桂枝汤治疗腮腺癌案**

李某，女，28 岁，2017 年 12 月 20 日。腮腺癌术后调理，口苦，腹胀，上身燥热多汗，下身冷凉，耳鸣，乳房灼热刺痛，右侧颈肩疼痛，晨起咳痰色白，便通日行，舌淡红苔薄白，脉略弦。

诊断：癌瘤术后，寒热错杂。治则：平调寒热，兼化余毒。

处方：柴胡桂枝汤加减。

用药：柴胡 15g，黄芩 10g，清半夏 10g，党参 10g，桂枝 15g，炒白芍 15g，枳实 15g，莪术 15g，炒白术 15g，郁金 15g，当归 15g，葛根 20g，姜黄 15g，甘草 10g。

二诊（12 月 29 日）：服药后口苦消失，仍有腹胀，余症皆有减轻。

所奇者，服上方后双足多汗且味极臭秽（治疗前，从未有过此现象），经云服小柴胡汤可"上焦得通，津液得下"，而且此例为肿瘤患者，是否为排毒反应，也未曾可知！

例 12　柴胡桂枝汤治疗肺癌发热案

张某，男，60岁，2019年1月2日。肺癌，发热10天，T 37.5℃左右，恶寒，多汗，口苦，咳嗽，咳痰、色黄白相间、味咸、质稀，腹胀，恶心，足冷如冰，胸闷隐痛，纳呆，便通，无明显呕吐、咯血，舌淡红苔薄白腻，脉滑略弦。

诊断：癌毒化热，肺肾虚寒。治则：清化退热，理肺温肾。

处方：柴胡桂枝汤加减。

用药：柴胡20g，黄芩10g，姜半夏10g，党参10g，桂枝15g，炒白芍15g，补骨脂15g，细辛3g，枳实18g，桑皮20g，薏苡仁30g，旋覆花15g，郁金15g，地骨皮20g，甘草10g。

二诊（1月7日）：服药5剂，热退汗收，咳、痰同前，胸闷，胃痞，足凉，纳可，便通，舌淡红苔薄白腻，脉略滑。上方去桂枝、地骨皮、桑皮，改补骨脂20g、细辛6g、法半夏20g，加蝉蜕12g、当归20g、苍白术各15g、浙贝母10g。

加减治疗半月，咳减、痰消、足温，带药出院，休息调养。

【附注】此例病人寒热错杂、表里同病、虚实相夹、肺肝脾肾俱病，以柴胡桂枝汤统领，桂枝汤外和营卫、解肌退热，小柴胡汤和解半表半里，配合泻白散甘寒凉润、清肺泻热，补骨脂、细辛温补下元、涩纳精气，合而成方，补虚泻实，解表清里，燮理寒热，多脏统调，终退癌毒之热。二诊转为温肺健脾补肾、益气养血扶正、解毒散结祛邪、止咳化痰抗癌，以求带病延年，提高生存质量！

例13　柴胡桂枝汤、大黄附子汤、当归芍药散治疗夜半腹痛案

张某，女，85岁，2019年1月5日。因脑梗死入院，以夜半腹痛（已2年）请会诊。每周约发5~7次，白天基本无明显疼痛，脐周为主，压痛（＋），或轻或重，重时睡梦中痛醒，轻时隐忍而睡，纳呆，时有咳嗽，咳痰、色白，口苦，恶食生冷，大便2~3天1次，排气不畅，辅助检查未见相关阳性体征，无明显发热、恶心、呕吐、泛酸、腹胀、反跳痛，舌淡红苔薄白腻，脉弦滑。

诊断：肝郁气滞，寒凝血瘀，腑气不通。治则：温

通降浊，清肝健脾。

处方：柴胡桂枝汤、大黄附子汤、当归芍药散合方化裁。

用药：柴胡 15g，黄芩 10g，党参 15g，桂枝 15g，炒白芍 30g，枳实 15g，大黄 5g（后下），炮附子 15g（先煎），细辛 3g，当归 20g，生薏苡仁 30g，延胡索 15g，陈皮 15g，生白术 20g，甘草 10g。

服药 5 剂，夜半腹痛发作 3 次，排大便甚多。上方改细辛 5g，加赤芍 15g。又服药 5 剂，夜半腹痛仅发 1 次，纳可便通，舌淡红苔薄白，脉缓略弦。

处方：当归 15g，赤白芍各 15g，醋柴胡 15g，莪白术各 15g，茯苓 15g，枳实 15g，桂枝 15g，高良姜 15g，香附 15g，陈皮 15g，甘草 10g，薏苡仁 30g，木瓜 15g。带药出院。

门诊加减调理半个月，夜半腹痛消失。

3 个月后随访，偶有饮食不节或着凉后会出现短暂轻度腹痛，可自行缓解。

【附注】夜半为阴中之阴，寒气最盛，加之便秘，立法以温通为主，非温不可散其寒，非下不可祛其积，通则不痛，故以大黄附子汤温通攻下，陈莝去而肠胃洁，瘕痕尽而荣卫昌；弦脉属肝，土得木则达，以柴胡桂枝汤清肝疏肝，温中和胃，调畅气机；当归芍药散化瘀健脾、缓急止痛，并以延胡索活血化瘀止痛代替辛温走窜的川芎，以健脾缓急、化湿解毒的生薏苡仁代替茯苓；更加陈皮、枳实行气导滞，化痰通腑。合而成方，攻补、寒温兼施，开阖、升降并用，收肝脾（胃）调和、腑通痛消之效。

例 14　大柴胡汤、己椒苈黄丸、五苓散治疗完全性肠梗阻案

刘某，男，86岁，2019年6月25日。因肠梗阻、贫血、高钠血症、肾衰竭、高血压、冠心病、心功能衰竭、脑梗死、前列腺癌、呼吸睡眠暂停综合征入院，以肠梗阻请会诊。

刻诊： T 38℃左右，神志时清时昧，恶心，口干，气便不通，灌肠后可排出少许稀便，腹胀，全腹压痛，肠鸣音时有亢进，手足温，腹部 CT 示结肠扩张、大量积液积气，无明显恶寒、多汗、咳痰、呕吐、肠型及反跳痛，舌淡红苔白腻，右脉滑、沉取无明显虚象，左脉未及（桡骨骨折固定）。

诊断：饮瘀化热，腑气不通。治则：清化退热，通腑降浊。

处方：大柴胡汤、己椒苈黄丸、五苓散合方化裁。

用药：柴胡 20g，黄芩 10g，姜半夏 10g，党参 15g，葶苈子 30g，桂枝 15g，生白术 20g，茯苓 20g，枳实 15g，生姜 15g，酒军 6g，泽泻 15g，猪苓 15g，甘草 10g。

服药 4 剂，T 37.2～37.6℃，排气甚多，伴水样便，右下腹轻度压痛，复查 CT 示积气积液明显减少，舌淡红苔薄白，脉缓。上方减柴胡为 15g，改党参 20g、生白术 30g，去猪苓、酒军，加补骨脂 15g、山药 30g、白芍 10g，再进 5 剂，腑通气畅痛消，出院调养。

【附注】"急则治其标""小大不利治其标"，本例病人以肠梗阻请会诊，通腑破结自然为当务之急。然此例不同之处在于：肠管大量积液积气，而非宿便。通降之法也各有不同，此人虚实夹杂，自当攻补兼施。"太阳病，过经十余日，反二三下之，后四五日，柴胡证仍在者，先与小柴胡汤。呕不止，心下急，郁郁微烦者，为未解也，与大柴胡汤，下之则愈。""按之心下满痛者，此为实也，当下之，宜大柴胡汤。""腹满，口舌干燥，此肠间有水气，己椒苈黄丸主之。"所以用大柴胡汤配己椒苈黄丸和解退热、攻下腑实、泻肺强心利水；又"小便不利，微热消渴者""脉浮数，烦渴者"，以"五苓散主之"，化气行水，兼解表散热；"损其心者，调其荣卫"，"损其肾者，益其精"，待腑通气畅、余饮未尽之时加入补骨脂、山药固涩精气、固肾护元，白芍酸收、攻中有补，参术健脾，耄耋老人，以求万全！

例15　大柴胡汤合当归芍药散治疗大面积脑梗死、开颅术后脑水肿、便秘案

何某，男，68岁，2018年8月6日。恼怒诱发左侧大面积脑梗死，开颅减压术后第3天，脑水肿高峰期，昏迷，T 37℃，大便4天未解，少量白痰，肠鸣音、血压基本正常，无明显腹胀、抽搐，舌淡红苔薄白，脉弦滑。

诊断：风水闭窍，腑气不通。治则：息风利水，通腑泻浊。

处方：大柴胡汤、当归芍药散合方化裁。

用药：柴胡18g，黄芩10g，党参10g，枳实30g，

炒白芍 20g，大黄 6g（后下），当归 20g，生白术 20g，茯苓 20g，牛膝 30g，莱菔子 30g，草决明 30g，葶苈子 30g，桂枝 15g，牡蛎 30g。

服药 3 剂，排便甚多，且色黑如胶漆，腑通气畅。上方去大黄、草决明，改白芍 15g，加水红花子 30g。继续治疗 4 天，复查 CT 示脑水肿明显减轻，神志转清，顺利转出 ICU。后期随访，遗留右侧肢体活动不利。

【附注】此例为风中脏腑，术后脑水肿高峰期，乃肝阳上亢引动内风，蒙蔽清窍，风水相扇，瘀血阻滞，腑气不通，故用大柴胡汤清肝、平肝、降浊，"泄可去闭"，气便通，更可利于风、水下行，加之当归芍药散化瘀利水，共求风息、瘀化、水消、腑通、神清之效。

 例 16　大柴胡汤、千金苇茎汤、三拗汤治疗吸入性肺炎发热案

左某，男，62 岁，2018 年 2 月 6 日。糖尿病、抑郁症，自服安定（地西泮）100 片，并注射胰岛素 150U，被家人发现急诊入院。昏迷，血糖 0.7mmol/L，经抢救治疗，神清，血糖 5.6mmol/L，以吸入性肺炎、发热请会诊。

刻诊：T 38℃，咳嗽，咳痰、色黄白相间，便秘、3 天未解，无寒、无汗，舌淡红苔白腻根厚，脉右缓、左滑。

诊断：痰浊化热，腑气不通。治则：清肺退热，通腑降浊。

处方：大柴胡汤、千金苇茎汤、三拗汤合方化裁。

用药：柴胡 30g，黄芩 10g，清半夏 10g，党参 15g，枳实 15g，陈皮 15g，大黄 6g（后下），芦根 30g，生薏苡仁 30g，炙麻黄 6g，杏仁 10g，地骨皮 20g，瓜蒌 30g，甘草 10g。

服药 3 剂，大便通畅，体温逐渐降低，痰涎也随之减少。上方去大黄，加葶苈子 30g、冬瓜仁 30g。继续治疗 5 天，体温正常，痰减大半，转出 ICU，以金水六君煎善后调理，痊愈出院。

【附注】①大量安定导致昏迷，是否可理解为元神受损？②大量胰岛素是否损伤元精？③发热、咳嗽、咳痰、便秘、舌苔白腻、脉滑，为痰涎壅肺，腑气不通，当急则治其标，用大柴胡汤和解退热、釜底抽薪，千金苇茎汤清肺排浊，三拗汤宣肺止咳化痰，上下兼顾，经腑同治。④两种西药（安定、胰岛素）过量必损根源，待标实得化，以金水六君煎健脾化痰、补肾复元，为善后之法。危重险症，终收全功！

 例 17　大柴胡汤合升降散治疗脑干梗死呃逆案

闫某，男，64 岁，2020 年 3 月 7 日。患者脑干、小脑梗死，呼吸衰竭，肺部感染，以呃逆请中医会诊。

刻诊：昏迷，冰毯应用下体温不高，呃逆，频繁声高，黄痰，大便不畅，依赖灌肠，心率、血压基本正常，无明显胃潴留、呕吐、抽搐、水肿，舌淡红苔薄白腻，脉弦滑略数。

诊断：风中脏腑，胃气上逆。治则：平肝和胃，降逆止呃。

处方：大柴胡汤、升降散合方化裁。

用药：柴胡 20g，黄芩 10g，姜半夏 20g，党参 10g，炒白芍 20g，薏苡仁 30g，牡蛎 30g（先煎），郁金 15g，旋覆花 15g（包煎），枳实 15g，僵蚕 15g，蝉蜕 15g，甘草 10g，钩藤 15g（后下），大黄 5g（后下），生姜 10g。

服药 5 剂，便通呃止。

【附注】本案为肝风内动，痰瘀交融，蒙蔽清窍，冲气上攻，胃气上逆。"血之与气并走于上，则为大厥。"脑血管意外引起的呃逆、呕吐等多为"肝风大动，将胃口翻空"，而有别于单纯脾胃疾病导致者。此时止呃需降胃气，降胃气必须清肝火、平肝阳、息肝风。大柴胡汤清少阳相火，泻阳明腑实，降胃气以求和。方中白芍既可缓急拘挛以止呃，又可平肝潜阳以息风，夹以蝉蜕、僵蚕、牡蛎等虫贝介壳平潜，则阳潜风息，"气复反则生"，既消冲逆呃呕之害，又除僭越祸乱之风。

例18　七味小柴胡汤治疗过敏性咳嗽案

朱某，男，53岁，2017年3月29日。咳嗽缠绵4个月，晨起或遇凉后加重，咳痰色白，质稀味咸，咽痒，口苦，纳呆，便通，无明显发热、恶心、多汗，西医诊为咳嗽变异性哮喘（变异性咳嗽），应用多种抗生素、激素、抗过敏药、止咳化痰药无效，舌淡红、有少许齿痕，苔薄白，脉滑略弦。

诊断：寒饮伏肺，肝经郁火。治则：清肝温肺，化痰止咳。

处方：七味小柴胡汤加减。

用药：柴胡 15g，黄芩 10g，法半夏 10g，党参 10g，干姜 10g，细辛 5g，补骨脂 15g，蝉蜕 6g，白芍 15g，紫菀 15g，款冬花 15g，甘草 10g。

服药 7 剂，咳减大半，上方去紫菀、款冬花，加茯苓 15g，再服 5 剂，诸症皆愈。

【附注】寒饮伏肺者，以温药和之，多收桴鼓之效，但若同时兼有口苦、脉弦滑等内热者，治疗颇为棘手，径用小青龙汤，过于温燥，恐有助热之嫌，而单用清化，又寒凉伤阳，于小青龙汤中加石膏、桑皮、胆南星、生薏苡仁之类，效果也不理想。此种情况困惑了很久，一次偶然收拾旧报纸时，随手拿起一张《健康报》，无意间一篇文章《七味小柴胡汤治咳嗽》赫然入目，文中所论与上症无二，继而验之临床，竟效若桴鼓。难题至此而解，真可谓"开卷有益"，前人经验，信不我欺！其实，张仲景在小柴胡汤的加减中已经明确指出此种情况，只是读书不细，又与临床衔接不密，方至于此。

例 19　小柴胡汤治疗过敏性紫癜案

张某，男，30 岁，2007 年 1 月 31 日。患过敏性紫癜，3 年内复发 3 次，而且均发生于冬季，双下肢明显，色红略暗，伴腿酸痛，肚腹冷凉隐痛，尿常规正常，血常规示白细胞计数 $13 \times 10^9/L$、血红蛋白 145g/L、血小板计数 $320 \times 10^9/L$，无明显发热、咳痰、恶心、瘙痒、水肿，舌淡红苔薄白，脉滑略数。

诊断：肌衄。治则：温肾封藏。

处方：金匮肾气丸加减。

用药：熟地黄 20g，山茱萸 15g，生山药 15g，牡丹皮 10g，茯苓 10g，泽泻 10g，炮附子 10g（先煎），肉桂 5g，仙鹤草 30g，墨旱莲 30g，白茅根 30g，桑叶 30g，侧柏叶 15g。

服药 1 剂，紫癜明显增多，原方去附子、肉桂，皮疹未增，但也无效，便改予归芍六君子汤，健脾统摄，仍无效，且增恶心，细诊其脉滑且左关独大，遂改予小柴胡汤加减。

处方：柴胡 15g，黄芩 10g，姜半夏 10g，白芍 30g，山茱萸 15g，牡丹皮 15g，炮姜 15g，艾叶 15g，桑叶 30g，侧柏叶 15g，阿胶珠 10g，白茅根 30g，槐花 15g，甘草 10g。

服药 6 剂，紫癜明显消退，激素平稳减量。前后调理 5 周痊愈停药，嘱其服逍遥丸 1 个月巩固调理，并慎起居节饮食。随访 2 年未复发。

【附注】纵观此例为阳郁而非阳虚。出血一症，原因颇多，或气虚提摄无力溢出脉外，或火热内盛迫血妄行，或阳虚阴必走，封藏无权……此例一诊舍脉从症，温肾封藏，仅服药 1 剂，病情加重，可见必为火热相激；二诊退一步舍肾求脾，转从益气养血，又生壅塞胀满、恶心之变；三诊舍症从脉，予小柴胡汤清肝降火，邪热得清，血无外溢之患，佐以凉血止血之品，肝复藏血之功，再辅温中止血之品，脾复统血之能，顽症终得蠲除。"见肝之病……当先实脾"，以逍遥丸善后调理。

 例 20　小柴胡汤合橘枳姜汤治疗肺心病案

江某，男，89 岁，2017 年 10 月 27 日。以慢性支气管炎急性加重、肺气肿、肺心病入院。咳嗽，咳痰、量少、色白，口苦干，尿频（不小心坐入凉水盆后出现），神清，纳呆，便通，下肢轻度水肿。既往：陈旧性心肌梗死，膀胱癌术后，下肢静脉血栓形成。无明显发热、多汗、恶心，舌淡红苔薄黄腻燥，脉滑略弦。

诊断：木火刑金，脾肾两虚。治则：清化痰火，补益脾肾。

处方：小柴胡汤合橘枳姜汤化裁。

用药：柴胡15g，黄芩10g，法半夏10g，沙参15g，党参15g，枳实15g，生白术20g，陈皮15g，茯苓15g，葶苈子30g，沉香3g（冲服），当归20g，生山药20g，甘草10g，桑皮20g。

服药3剂，口干苦明显减轻，胃开纳进。上方去半夏，加补骨脂20g。服药5剂，咳减，痰少，尿频减轻。前后调理3周，临床症状基本消失。陈年痼疾，静息调养。

【附注】"五脏六腑皆令人咳，非独肺也。"木火刑金者清之，柴、芩是也；痰壅气塞者疏导开豁之，橘、枳、葶苈子、桑皮是也；气上呛，咳嗽生，肺最重，胃非轻，半夏降逆化痰；"损其肺者，益其气"，培土生金，参、术、苓是也；肺为娇脏，沙参润肺化痰；肾主纳气，补骨脂、沉香、山药温补摄纳是也。多年宿疾，错综复杂，用药也需综合并进，难求单一。

例 21　小柴胡汤治疗乳房灼热案

吴某，女，35 岁，2017 年 12 月 18 日。乳房胀痛灼热，口苦，下腹部冷凉，纳呆，乏力，失眠，月经周期 60 天，末次月经 2017 年 11 月 22 日，经期 5 天，彩超示双侧乳房腺体组织回声不均匀、纹理紊乱。无明显发热、咳痰、恶心，舌淡红暗苔薄白腻，脉略滑。

诊断： 肝经郁火，乳络不通。治则：清肝降火，化瘀通络。

处方： 小柴胡汤加减。

用药： 柴胡 15g，黄芩 10g，丹参 30g，牡蛎 30g，乌药 15g，枳实 15g，白术 15g，茯苓 15g，浮小麦 30g，郁金 15g，茵陈 20g，姜黄 15g，甘草 10g。

二诊（12 月 26 日）： 乳房灼热、口苦明显减轻，疼痛减而不著，舌淡红暗苔薄白腻，脉缓。上方加浙贝母 10g、延胡索 15g。继续治疗 2 周，乳房灼热疼痛消失，余症也明显减轻。

【附注】"癖积之处必有伏阳。"乳腺增生也在其列，又为肝经所过，故以小柴胡汤加减，清肝、疏利、通络、化瘀、散结，拨转枢机，郁热得散，脉络得通，疗效自在不言。

例 22 **小柴胡汤、星蒌承气汤、升降散治疗脑出血、坠积性肺炎发热案**

朱某，女，66 岁，2017 年 8 月 15 日。脑干、丘脑出血，呼吸衰竭，呼吸机辅助呼吸，昏迷，左侧肢体瘫痪，针刺无反应，双侧巴氏征（＋），左肺坠积性反应，可闻及湿啰音，白细胞计数 12.6×10^9/L，肝肾功能正常，以大量脓痰请会诊。T 38.6℃左右，灌肠后可排便，无明显呕吐、抽搐，舌淡红苔薄白，脉弦滑。

诊断： 风中脏腑，痰瘀化热。治则：清热息风，消瘀化痰。

处方： 小柴胡汤、星蒌承气汤、升降散合方化裁。

用药： 柴胡 20g，黄芩 10g，党参 10g，胆南星 15g，瓜蒌 20g，酒军 6g，枳实 15g，僵蚕 20g，蝉蜕 12g，旋覆花 20g，桑皮 20g，薏苡仁 30g，芦根 30g，郁金 20g，甘草 10g。

二诊（8 月 20 日）： T 37.7℃，神志时清，咳痰减少，可自行排大便，左侧肢体瘫痪，舌淡红苔薄白，脉左滑右缓。上方去旋覆花、酒军，加石菖蒲 25g（后下）、桂枝 15g、赤白芍各 15g、茯苓 20g。病情稳定，转出 ICU。

【附注】肝风内动，风火相扇，热闭心包，痰瘀交融，阻塞经络，蒙蔽清阳。"气复反则生，不反则死"，小柴胡汤合升降散清肝平肝、降气降火；"泄可去闭"，星蒌承气汤化痰消瘀、通腑降浊。待热势杀减、痰涎得化之后，持其脉由弦滑转缓，则可裁撤清降之药，添增温通之力，着眼日后促醒康复，故菖蒲郁金汤、桂枝茯苓丸亦为的对之方、不二之选。

 例 23　小柴胡汤治疗夏日外感案

吕某，男，46 岁，2018 年 8 月 9 日。连日暑湿炎热，空调温度过低，周身酸痛困乏，咽痛，鼻塞，流涕质稀如水，呼吸灼热，无明显发热、恶心、多汗、咳嗽、咳痰，纳可，二便正常，舌淡红胖、有齿痕，苔薄白，脉浮略弦滑。

诊断：寒湿外感，渐趋化热。治则：清化郁热，解肌透表。

处方：小柴胡汤加减。

用药：柴胡 15g，黄芩 10g，党参 15g，白芷 15g（后下），补骨脂 10g，牛蒡子 30g，细辛 3g，蝉蜕 5g，桑皮 15g，葛根 15g，生薏苡仁 30g，香薷 15g，甘草 10g。

当晚服药半剂，第 2 天早晨泻下大量水样便，且汗出津津，身体酸痛明显减轻，体力增强。下午排少量成形大便，晚上再服半剂。第 3 天凌晨肠鸣音亢进，腹部隐痛，排气甚多，早晨泻下水样便更多，腹部舒适，诸症皆失，身体轻松。嘱其米粥自养，适避寒温。

【附注】本案有几个特点：①"陈莝去而肠胃洁，癥瘕尽而荣卫昌。"肺与大肠相表里，外邪侵于皮毛，内舍于肺，下趋大肠，而生诸变。本案治疗效果从逆向表现出来：通肠—理肺—解表—祛邪。②泻下水样便，可以理解为"津液得下"，祛除暑湿，截断以后饮邪犯肺。③釜底抽薪，利于肺气宣发——"上焦得通"，加之诸解表药解肌透表，第 2 天身体酸痛困乏缓解。正如《温疫论》所云："邪发于半表半里，一定之法也。至于传变，或出表，或入里，或表里分传，医见有表复有里，乃引经论，先解其表，乃攻其里，此大谬也。尝见以大剂麻黄连进，一毫无汗，转见烦躁者何耶？盖发汗之理，自内由中以达表。今里气结滞，阳气不能敷布于外，即四肢未免厥逆，又安能气液蒸蒸以达表？……里气一通，不待发散，多有自能汗解。"④方中无一味泻药，服药后反生泄泻，所以不可将"泄泻"与"泻药"之间等同机械理解。⑤余知其为虚寒体质，每于外感之后期必寒饮犯肺，咳吐白稀凉痰，需用温化方愈，而且每次外感病变过程基本一致，故而即使外感初期，甚至咳痰色黄成块时也先加入补骨脂、干姜等温化之品未雨绸缪，先安未受邪之地，以缩短病程。

例24　小柴胡汤合桂枝茯苓丸治疗湿疹案

张某，男，80岁，2018年4月20日。全身散发湿疹3年，近日加重，色暗红，少许渗出，皮肤脱屑，瘙痒难忍，日夜不休，白痰，口苦，海鲜过敏，纳可，便秘（常服麻仁润肠丸），无明显发热、胸闷、腹胀、水肿，舌淡红胖、苔薄白腻、中部少苔，脉略弦。

诊断：湿毒侵淫，血虚风燥。治则：清化解毒，祛风止痒。

处方：小柴胡汤合桂枝茯苓丸化裁。

用药：柴胡15g，黄芩10g，丹参20g，桂枝15g，茯苓20g，牡丹皮15g，赤芍15g，槐花15g，紫草15g，地肤子20g，蛇床子20g，白鲜皮20g，白蒺藜

30g，甘草 10g。

服药 5 剂，瘙痒明显减轻，脉缓，取效之速，出乎意料，遂去小柴胡汤之清化，但以桂枝茯苓丸加当归、生薏苡仁、木瓜。调理半月，皮疹消失大半，渗出、白痰、口苦消失，瘙痒减轻，可以忍受，纳可便通，舌淡红略胖苔薄白，脉缓。嘱服参苓白术散 2 周，避免潮湿，尽量脱离过敏原，减少复发、加重。

【附注】脉弦、口苦责之肝火，白痰、皮疹渗出责之脾湿，色红者内热，少苔者津伤，湿热胶着，壅滞皮肤，灼津伤络，以小柴胡汤从气分清肝肃肺外达皮毛，"治风先治血，血行风自灭"，以桂枝茯苓丸入血分清热健脾利湿、祛瘀生新，且桂枝一味辛温反佐，既可防寒凉伤阳，又利于疾病后期恢复，更加解毒、止痒诸药，合而成方则热清、风消、湿祛、痒止！

 例 25　小柴胡汤、香连丸、葛根芩连汤治疗热射病腹泻案

王某，女，70 岁，2018 年 8 月 6 日。以热射病急诊入院，肺炎、急性肝损伤、电解质紊乱（低钠血症）

逐渐纠正，体温由 40℃下降到 37.7℃，神清，唯腹泻不缓解、每天 5～7 次、质稀、色黄，纳呆，肠鸣音基本正常，无明显腹痛、腹胀、脓血便、恶心、呕吐、咳嗽、咳痰，舌淡红苔薄白，脉滑。

诊断：热余大肠，运化失司。治则：清化余热，健脾止泻。

处方：小柴胡汤、香连丸、葛根芩连汤合方化裁。

用药：柴胡 20g，黄芩 10g，天花粉 20g，党参 10g，葛根 30g，黄连 3g，木香 15g，仙鹤草 30g，生薏苡仁 30g，甘草 12g，白芍 15g，生姜 6g，地骨皮 20g，山药 20g，扁豆 20g。

服药 4 剂，T 36.8℃，大便每天 2 次，胃开纳进，舌淡红苔薄白，脉缓。

处方：木香 15g，黄连 3g，葛根 30g，黄芩 10g，地骨皮 20g，生薏苡仁 30g，山药 20g，甘草 10g，炒白术 15g，木瓜 15g。带药转出 ICU。

在普通病房观察 3 天，无明显不适，痊愈出院。

【附注】热射病俗称"中暑"，犹如将人置于热（开）水之中，五脏六腑皆受其害，肠道亦然。经西医积极救治，主要病情得以控制，唯余热未尽，大肠传导失司，升降违和，运化失常，泄泻不止，以小柴胡汤清化余热、香连丸行气醒脾,又"太阳病,桂枝证,医反下之,利遂不止",再以葛根芩连汤升举清阳,共奏苦寒健胃、厚肠止泻之效。

 例 26 **大柴胡汤合桂枝加附子汤治疗胸腹膜恶性间皮瘤发热案**

卢某,女,62 岁,2018 年 10 月 20 日。胸腹膜恶性间皮瘤 2 年,间断发热 20 天,T 37.3 ~ 38℃,多汗,乏力(下肢尤著),周身拘紧,心悸,口苦,腹胀,胸闷,嗳气,纳可,大便不畅,排气秽臭,无明显恶寒、呕吐、咳嗽、咳痰、腹痛,舌淡红苔薄白腻,脉虚略数。

诊断:癌热耗伤,营卫不和。治则:清化退热,和营理虚。

处方:大柴胡汤、桂枝加附子汤合方化裁。

用药:柴胡 20g,黄芩 10g,清半夏 15g,党参 15g,桂枝 15g,白芍 15g,厚朴 10g,枳实 15g,莪白术各 15g,酒军 6g,当归 15g,生薏苡仁 30g,炮附子 15g(先煎),甘草 10g。

服药 6 剂，T 36.9 ~ 37.5℃，发热时间缩短，腑通气畅，汗收，口苦消失，舌淡红苔薄少，脉缓。上方去酒军，加地骨皮 30g、牡蛎 30g、白茅根 30g。再服 5 剂，体温 35.8 ~ 37℃。随访 3 个月，体温正常。

【附注】综合分析此例癌性发热，中医辨证为表里同病，表者太少合病，里者气阳两虚。治疗以大柴胡汤和解少阳、清化退热、和胃降逆、通腑辟秽、散结解毒；"太阳病，发汗，遂漏不止，其人恶风，小便难，四肢微急，难以屈伸者，桂枝加附子汤主之"，桂枝汤调和营卫、解肌透表，附子温阳固表敛汗，对于虚阳外浮的发热有桴鼓之效，与半夏同用，虽有反药之嫌，但数十年验之临床，从未发生任何不良反应，切勿置良药于高阁！枳术丸攻补兼施、理气疏导。合而成方，收退热、通腑、散结、解毒、扶正之效，虽为绝症重疾，药中病所，仍收预期之效！

 例27　小柴胡汤合温胆汤治疗夜间变异型心绞痛案

马某，男，72 岁，2018 年 8 月 16 日。近 3 个月夜半心前区闷痛致醒，颠倒反侧，每夜必发，每次发作

2～3 小时，白天无明显症状，后背沉闷，大便 2～3 天 1 次，纳呆，血压 120/70mmHg，自述冠脉造影示"狭窄 50%"，疑为冠脉痉挛所致变异型心绞痛，住院治疗效果不显，询知其自幼面部赤红，无明显咳痰、恶心、多汗，舌淡红暗略胖、根部淡黄厚腻苔，左脉弦滑，右桡动脉造影已闭塞。

诊断：痰瘀交融，胸痹不通。治则：行气宽胸，化浊除痹。

处方：旋覆花汤、橘枳姜汤、瓜蒌薤白剂加当归、鸡血藤、桂枝等加减。

治疗 7 天无效，细究其原因，结合舌脉，处以小柴胡汤、温胆汤合方化裁。

用药：柴胡 15g，黄芩 10g，法半夏 10g，党参 15g，五灵脂 15g，旋覆花 15g，郁金 15g，姜黄 15g，枳实 15g，陈皮 15g，当归 15g，茯苓 15g，竹茹 20g，胆南星 15g，甘草 10g。

服药 7 剂，病情加重，每夜必发 2 次，视其舌黄厚腻苔明显减薄，持其脉缓。原意再进，上方去胆南星、竹茹、茯苓，加炮附子 10g（先煎）、白芍 30g、生薏苡仁 30g。

三诊（9 月 9 日）：服上药 7 剂，其间心前区不适仅发作 1 次，时间缩短，程度减轻，舌淡红苔薄白略腻，脉缓。效不更方，再进 7 剂，病未发作。

巩固治疗半月，脉缓身和，无明显不适，继续服用逍遥丸半月，随访2个月无复发。

【附注】胸痹自古疗法众多，只不过近代偏重于活血化瘀一途，而忽略他法。此例初诊以宽胸豁痰、活血化瘀、行气导滞等法治疗，无明显效果。进一步分析病情：脉弦者病在肝胆，肝者主疏泄、调开阖，窍道之舒张、收缩，皆受其影响；脉滑、苔腻为湿浊壅塞，进一步影响气血运行，导致胸痹不通。以小柴胡汤清肝疏肝，调节疏泄开阖；温胆汤清化湿浊，涤痰除垢，血脉自然随之而通；结合橘枳姜汤、旋覆花汤疏导开郁、宽胸除痹，服后症状虽然加重，但舌苔得以净化，脉象也有杀减之象，为药中病所、邪寻出路之佳兆！当此之时，必须胸有主见，切勿改弦更张，以致前功尽弃！再者夜半阴气最盛，故加附子、生薏苡仁（即薏苡附子散）振奋胸中阳气，驱散秽浊阴邪，疗"胸痹缓急"；白芍缓急拘挛，扶阳配阴，刚柔相济。合而成方，湿祛、热清、浊化、阴霾散、离照当空，经脉通畅，胸痹自除。

例 28 **小柴胡汤合薏苡附子败酱散治疗中耳炎术后鼓膜修复不良案**

李某，女，58 岁，2018 年 12 月 26 日。于 11 月因慢性中耳炎、鼓膜穿孔行手术治疗，术后鼓膜修复不良，且抗生素多药耐药，效果不佳，请中医辅助治疗。

刻诊： 口秽，纳可，便通，听力正常，余无不适，舌淡红苔白腻，脉滑。遂以小柴胡汤加石菖蒲、茵陈、生薏苡仁等清化为治，但服药后舌苔反而增厚，口秽不减。久思不得其解！病人无意间说出"头部冷凉"，恍然顿悟——寒湿不化是也！遂处以小柴胡汤、薏苡附子败酱散等温化解毒之药。

处方： 柴胡 15g，黄芩 10g，党参 10g，生薏苡仁 30g，炮附子 15g（先煎），败酱草 30g，枳实 15g，藿香 15g（后下），佩兰 20g（后下），大黄 5g。

仅服 2 剂，舌苔明显变薄。再服 7 剂，口秽也明显减轻，脉转和缓，耳鼻喉科复查，鼓膜基本修复成活。继续调理，口爽、头温、苔净、脉缓，鼓膜修复成功。

【附注】对此鼓膜修复不良，治疗经验不足，权从整体调理入手。口秽、苔腻、脉滑，湿热为患，似为确据，但"头部冷凉"为独处藏奸，恰为此例取效之切入点！湿为阴邪，缠绵难愈，具有两重性，可以从阳化热，也可以从阴化寒，寒湿之邪更为胶黏，若误用苦寒燥湿之剂，必成冰伏困厄，即本案前诊服药后舌苔反而增厚，转诊以温化寒毒之薏苡附子败酱散，辅以小柴胡汤之清利，终使云开雾散、丽阳高照，毒消湿化。辨证论治为中医取效之法宝，虽病有千般，然四诊合参，以不变应万变，仍可取得确切疗效，不可轻言放弃！

例 29 小柴胡汤合茵陈四苓散治疗药物性肝损伤案

何某，男，45 岁，2018 年 7 月 12 日。因腰痛、左下肢疼痛、麻木伴活动受限确诊为腰椎结核，术后抗结核治疗，导致药物性肝损伤。肝功能示谷丙转氨酶 2 413U/L，谷草转氨酶 1 936U/L，总胆红素 118.2μmol/L，直接胆红素 75.4μmol/L；血沉 108mm/h。口苦，恶心，胃脘不适，纳呆，白痰，巩膜黄染，尿黄，便通，无明显发热、呕吐、腹痛、腹胀，舌淡红胖、苔薄白腻，脉弦缓。

诊断：药毒伤肝，湿浊化热。治则：清肝利胆，化湿降酶。

处方：小柴胡汤、茵陈四苓散合方化裁。

用药：柴胡 15g，黄芩 10g，清半夏 15g，党参15g，陈皮 15g，茯苓 20g，茵陈 30g，白术 15g，泽泻20g，牡蛎 40g，生麦芽 30g，枳实 15g，郁金 15g，姜黄 15g，甘草 10g，生姜 10g。

服药 5 剂，胃开纳进，白痰减少，恶心、口苦、巩膜黄染减轻。复查肝功能：谷丙转氨酶 1 131.4U/L，谷草转氨酶 558.6U/L，总胆红素 69.9μmol/L。血沉78mm/h。上方去半夏，加升麻 20g，继续治疗，上述指标平稳下降。稳定后，带药出院。

待肝功能恢复正常后，以逍遥散、参苓白术散配合抗结核药继续治疗。1 年后偶遇，身体恢复良好，已正常工作。

【附注】此例病情并无复杂，药物性肝损伤诊断明确，但肝功能各项数值太高，加之抗结核药无法应用，也属棘手。此例属于湿热蕴结，肝胆疏泄不利，且湿重于热，以小柴胡汤清利肝胆，茵陈四苓散化湿降浊，共同起到保肝降酶的作用；牡蛎乃肝之益友，平肝、保肝、软坚散结、降低转氨酶疗效确切；枳实疏肝行气；郁金、姜黄疏肝活血，气血双调，促进降酶；升麻清热解毒，大量降酶，为专药专长；麦芽疏肝和胃消食，与白术相伍，有"当先实脾"之效。栀子、大黄苦寒之药，虽有利湿、解毒、降酶之效，恐有冰伏湿浊之患，此处并不适合。

 例 30 小柴胡汤、苏连饮、吴茱萸汤治疗贲门癌术后呕吐案

于某，男，61 岁，2019 年 2 月 19 日。贲门癌术后 5 天，恶心，呕吐（胃内容物和痰样物），口苦，口中时有浊唾，纳呆，便通，无明显发热、咳嗽、腹痛，舌淡红略暗苔薄白，脉缓。

诊断：余毒未尽，肝胃不和。治则：清肝和胃，降逆化浊。

处方：小柴胡汤、苏连饮、吴茱萸汤合方化裁。

用药：柴胡 18g，黄芩 10g，姜半夏 20g，党参 10g，苏叶 10g（后下），黄连 3g，生姜 10g，砂仁 5g（后下），吴茱萸 10g，旋覆花 15g，陈皮 15g，茯苓 15g，甘草 10g。

服药 5 剂，呕吐未作，仍恶心、吐痰沫、口苦，舌脉同前。前方加枳实 15g、竹茹 15g，再服 5 剂，诸症

逐渐缓解。嘱其以香砂养胃丸善后调理。

【附注】"少阳之为病，口苦，咽干，目眩也"，"但见一证便是，不必悉具"，以小柴胡汤清肝和胃；"上焦得通，津液得下，胃气因和"，苏连饮和胃止呕，方小效灵；"干呕，吐涎沫，头痛者，吴茱萸汤主之"，合之共奏清肝和胃、降逆止呕之效。

例31　小柴胡汤、藿朴夏苓汤、生化汤治疗产后发热、排出腐肉案

汪某，30 岁，2018 年 2 月 20 日。第二胎产后 20 天，发热，T 37.4℃，乏力，微汗，咳嗽，少量白痰，纳可便通，恶露未尽、色暗红、量不多，无明显恶寒、多汗、恶心、腹痛、恶露腥臭，各种检查（包括妇科彩超）未见明显异常，舌淡红苔薄白，脉沉缓。拘于产后多虚，予甘温除热传统治疗。

处方： 黄芪 30g，生薏苡仁 30g，当归 20g，柴胡 18g，黄芩 10g，地骨皮 20g，桑皮 15g，芦根 30g，葛根 30g，青蒿 30g（后下），桂枝 15g，白芍 15g，枳实 15g，茯苓 15g，甘草 10g。

二诊（2月26日）：T 37.3～37.5℃，可以自行退至正常，口苦，晨起明显，咳嗽减轻，仍有恶露，纳可，便通，舌淡红苔薄白腻，脉右略滑、左缓。虑前诊甘温太过，改弦易辙，清化为治。

处方：柴胡30g，黄芩10g，清半夏10g，党参10g，藿香15g（后下），厚朴12g，茯苓15g，地骨皮20g，生薏苡仁30g，茵陈30g，滑石15g，石菖蒲15g（后下），陈皮15g，芦根30g，甘草10g。

三诊（3月4日）：T 36.8℃，昨日如厕时，发现阴道口排出异物，以手牵拉出拳头大小腐肉一块，味秽，经病理检查为"残留胎盘和腐败宫腔内膜组织"，舌淡红苔薄白腻，脉缓。

以清瘀祛浊、追剿余邪为治，予小柴胡汤、藿朴夏苓汤、生化汤加减。

处方：柴胡18g，黄芩10g，清半夏10g，党参10g，当归15g，川芎15g，桃仁10g，生薏苡仁20g，茵陈20g，滑石15g，藿香15g（后下），厚朴10g，茯苓15g，陈皮15g，甘草10g。

1周后随访，体温正常，恢复工作。

【附注】回顾此例病人，产后宫腔内残存腐肉组织是引起发热的根本原因。"癥积之处必有伏阳"，小柴胡汤清化退热，藿朴夏苓汤芳香化湿降浊，生化汤祛瘀生新，切中病机，热退身和。需要思考的是，此病人排出腐肉是人体的自身排异，还是柴胡"主寒热邪气，推陈致新"的治疗作用，或许兼而有之！

例 32 小承气汤、三拗汤、三子养亲汤、六柱汤治疗肺气肿、肺心病、呼吸衰竭、便秘案

　　王某，女，71 岁，2019 年 1 月 4 日。慢阻肺、肺心病、呼吸衰竭，经治疗咳嗽、咳痰、胃潴留减轻，消瘦，神志时清时昧，1 个月未解大便，肠鸣音减弱，排气减少，腹胀，水肿，无明显发热、恶心、呕吐，舌淡红苔薄白，右侧桡动脉置管，左脉滑。

　　诊断：痰湿蕴肺，腑气不通，元气虚损。治则：理肺宣肃，通腑降浊，固护元气。

　　处方：小承气汤、三拗汤、三子养亲汤、六柱汤合方化裁。

　　用药：炙麻黄 5g，苏子 20g，白芥子 10g，莱菔子 30g，葶苈子 30g，枳实 15g，厚朴 10g，大黄 6g（后下），当归 20g，党参 15g，生白术 30g，白芍 15g，桔

梗 15g，补骨脂 15g，甘草 10g。

服药 2 剂，肠鸣音增强。再服 3 剂，排出宿便盈盆，瘦弱之躯，竟有如此多的宿便，令人咂舌！随之咳嗽、咳痰、喘息逐步好转，拔管脱机，转出 ICU，以归芍六君子汤调理善后治疗。

【附注】此例病人痰湿蕴肺，脾肾虚衰，呼吸衰竭，加之宿便壅滞，腑气不通，本虚标实，补泻两难。古有"至实有羸状，误补益疾；至虚有盛候，反泻含冤"之说。本案虚实错杂，补虚泻实，并行不悖，"有故无殒，亦无殒"，大积大聚大胆行。方用小承气汤行气导滞、通腑降浊、釜底抽薪，腑气通，肺气亦降；三子养亲汤化痰平喘，籽仁多脂，润肠通便；三拗汤宣肺止咳，杏仁含氢氰酸，抑制呼吸，故而改为泻肺通便、强心平喘的葶苈子；六柱汤益气养血、培土生金，固护中焦，持中央以运四旁，健脾补肾，涩秘精气，通补兼施，高龄重症，竟收全效！

 例 33　桂枝去桂加茯苓白术汤治疗过敏性紫癜、腹痛案

庞某，男，6 岁，2020 年 4 月 10 日。因过敏性紫

癜住院治疗，紫癜消失，腹痛未减，请中医会诊。其腹痛，阵发性，程度中等，与寒热、饮食无明显关系，脐周压痛（+），纳可，便溏、日行，无明显发热、咳痰、恶心、呕吐、腹胀、关节疼痛。腹部超声：腹腔淋巴结可见，局部小肠管壁增厚。血尿常规正常。舌淡红苔薄白剥脱，脉缓。

诊断：脾虚湿滞，阴伤血瘀。治则：健脾和胃，滋阴化浊。

处方：桂枝去桂加茯苓白术汤化裁。

用药：炒白芍 15g，炒白术 12g，茯苓 12g，当归 15g，川芎 9g，薏苡仁 20g，郁金 12g，生山药 20g，乌梅 15g，甘草 9g。

服药 3 剂痛减，7 剂痛消。复查腹部超声未见小肠管壁增厚，腹腔淋巴结仍可见。因其年幼服药不配合，嘱其家长每天用山药、薏苡仁煮粥调养，结合神阙穴艾灸。1 个月后随访，无明显不适。

【附注】此例过敏性紫癜，病在血分无疑，胀属气滞，痛为血瘀，肠壁增厚为水肿所致，舌苔剥脱为阴虚确据。阳虚血易凝，阴虚血必滞。总之，脾虚胃燥，运化失常，血瘀水停。治宜健脾助运，化瘀利湿，滋阴和胃，缓急止痛。芍药、甘草酸甘化阴，缓急拘挛，

"去水气"，"阳明燥土，得阴自安"，乌梅、山药为其臂膀；白术、茯苓健脾渗湿，"太阴湿土，得阳始运"；当归、川芎化瘀止痛，郁金行气活血，助其散结，"陈莝去而肠胃洁，癥瘕尽而荣卫昌"；薏苡仁利湿解毒，刚柔相济，滋而不腻，运而不燥，消而不伤。

例34　桂枝去桂加茯苓白术汤合小半夏汤治疗脑梗死呃逆案

商某，男，47岁。患者主因突发言语不清、肢体活动无力2天于2020年4月30日入院，因症状加重，嗜睡，伴呼吸鼾音、指氧饱和度差，于5月1日转入ICU。诊断：①急性脑梗死（延髓、桥脑、左侧枕叶）；②上气道不全梗阻，呼吸衰竭；③高血压2级（极高危组）；④胃溃疡；⑤睡眠呼吸暂停综合征。以持续呃逆于6月11日请中医会诊。

刻诊：神清，热退，呃逆，频繁，声低，口水多，大便1~2天1次，心率90次/min，血压125/70mmHg，呼吸机辅助通气，指氧饱和度良好，双瞳孔左比右2.5mm：2.5mm，对光反射灵敏，双肺呼吸音粗、未闻及湿性啰音，心律齐、未闻及杂音，腹软，肠鸣音存在，左侧肢体肌力 4$^+$ 级，右侧肢体肌力 0 级，右侧巴氏征阳性，左侧巴氏征阴性，无明显呕吐、抽搐、多汗，舌淡红苔薄白，脉滑。

诊断： 肝阳化风，饮阻气逆。治则：化饮息风，和胃降逆。

处方： 桂枝去桂加茯苓白术汤、小半夏汤合方化裁。

用药： 清半夏 20g，炒白芍 30g，生姜 15g，炒白术 20g，茯苓 30g，旋覆花 15g，甘草 10g，天麻 10g，僵蚕 15g，牡蛎 30g，桂枝 15g。

服药 5 剂，呃逆明显减轻，口水也消除大半。前方加龙骨 30g、泽泻 20g，服药 5 剂，呃逆、口水基本消失，转入普通病房，继续治疗原发病。

【附注】此例中风属于肝阳上亢，引动肝风，挟冲气、胃气、水饮上逆，则呃逆频发，为"肝风大动，将胃口翻空"，治疗当以镇肝息风潜阳、平冲化饮、降逆止呃为法。半夏降逆和胃化饮；生姜温化水饮；白术、茯苓健脾利水，且可固堤以防水泛。白芍之用有三：平肝、缓急、去水气。桂枝之用有三：温通、化气、平冲降逆。同时重用牡蛎、天麻、僵蚕、龙骨，重镇息风，以利化饮。《伤寒论》第28条："服桂枝汤，或下之，仍头项强痛，翕翕发热，无汗，心下满微痛，小便不利者，桂枝去桂加茯苓白术汤主之。"此条历代有争论，有主张遵守原文去桂枝者，有主张去芍药者，也有建议既不去桂枝也不去芍药加白术、茯苓者，见仁见智，各有千秋！若注解经文则必须遵循原著精神，而验之临床则灵活应用，遵循临证需要。桂枝者辛温解表、温通经脉、化气行水，与苓、术、草乃苓桂术甘汤；芍药"去水气，利膀胱大小肠"，与白术、茯苓、甘草相配，刘渡舟称之为苓芍术甘汤，补临床之未备。二者可以阴阳互补，左右呼应，确为前无古人之卓见！曾有一位30岁男性病人，胃脘痞满胀闷，食后加重，便通，舌淡红苔薄白剥脱，脉弦缓，胃镜示胃内中等量潴留液。其胃脘痞满胀闷、胃内潴留液需行气化湿、导滞开通，用药多偏温燥，但其舌苔剥脱提示胃阴已伤，若徒滋其阴，势必加重胃内潴留，殃及胃脘痞满。转念之间突然想起此方：茯苓、白术健脾助运化湿浊，白芍、甘草酸甘化阴滋阴液，加之白芍滋腻之性并不太强，服药1周其病若失。笔者体会：既有阴伤（尤其是脾胃）或筋脉拘挛，又有水湿停滞者，此方尤为适宜，临床反复验证，确有肯定疗效！古人示以大法，临证当以权衡！

例35　四逆汤合桂枝加龙骨牡蛎汤治疗大汗亡阳案

江某，男，59岁，2014年4月16日。肺癌继发感染，高热、恶寒、身痛，T 39℃，过用发汗药（布洛芬、地塞米松），体温下降到37.3℃，但出现大汗淋漓、湿透衣襟、神疲、乏力、声低、四末冷凉、舌淡红苔薄白、脉沉弱无力。

诊断：亡阳。治则：急救回阳，固脱止汗。

处方：四逆汤、桂枝加龙骨牡蛎汤合方化裁。

用药：炮附子15g（先煎），干姜10g，党参30g，黄芪30g，炒白术20g，桂枝15g，炒白芍15g，煅龙牡各30g，甘草15g。

服药2剂，汗收、热退、脉复、身和。

【附注】肿瘤病人遭受瘤毒、细胞毒药物和抗生素多重戕伐，正气耗损已成必然，即使高热，也必为虚实夹杂，纵有"体若燔炭，汗出而散"古训，又岂能只图一时之快而一汗了之，殊不知淋漓大汗之后，亡阳之祸，接踵而来！经临床观察，非甾体类解热镇痛药和糖皮质激素有类似中药辛温解表药的作用，大量应用会导致汗出亡阳、厥脱之变。"吐利汗出，发热恶寒，四肢拘急，手足厥冷者，四逆汤主之"，其甘温大热，回阳固脱；参、芪、术益气固表；"身痛不休者，当消息和解其外，宜桂枝汤小和之"，桂枝汤加龙牡和营止汗，兼顾余邪。二方合用，切中病机，力挽危亡！

例 36　茯苓四逆汤治疗高热案

许某，男，77 岁，2019 年 6 月 21 日。患者主因发热 2 个月余入院。缘于 2 个月前外感后出现发热，体温最高可达 39℃，用药汗出热退，旋而复升，神志时清时昧，疲惫，纳呆，面色㿠白，四末水肿，循衣摸床，少量白痰，呃逆，声低，频繁，呼吸衰竭，有创呼吸机辅助呼吸，西医谓之"内环境紊乱"，无明显抽搐、呕吐、咯血，自身抗体、风湿三项阴性，EB 病毒 IgM 阴性。血常规示血红蛋白 98g/L，白细胞计数 9.43×10^9/L，血小板计数 50×10^9/L。C 反应蛋白 8.09mg/dl。结核感染 T 细胞检测阴性。生化检查示谷丙转氨酶 54.5U/L，谷草转氨酶 72.8U/L，总胆红素 117μmol/L，直接胆红素 108μmol/L，白蛋白 21.9g/L。抗中性粒细胞胞质抗体（ANCA）阴性，自身抗体、甲功能检查均阴性，尿液分析阴性，布氏杆菌检查阴性，免疫八项、虎红平板凝集试验阴性，风疹病毒、弓形体抗体阴性，肺炎支原体抗体阴性。舌淡红苔薄白腻、少许剥脱，脉虚数散乱无根，房颤率，HR 106 次 /min。

诊断：虚阳外越，水湿泛滥。治则：温肾潜阳，利水消阴。

处方：茯苓四逆汤加减。

用药：茯苓 20g，炮附子 20g（先煎），干姜 12g，泽泻 20g，牛膝 30g，炒白术 20g，牡蛎 30g，甘草 10g，党参 20g，葶苈子 30g，黄连 3g，磁石 30g，炒白芍 10g。

二诊（6月27日）：T 38~39℃，神清，呃逆消失，水肿减轻，白蛋白 25g/L，总胆红素 97μmol/L，直接胆红素 88μmol/L，舌淡红少许薄白腻苔，脉结代，HR 76 次 /min。

处方：茯苓 30g，炮附子 30g（先煎），干姜 15g，牛膝 30g，泽泻 20g，炒白术 30g，牡蛎 40g，西洋参 30g，葶苈子 30g，黄连 3g，磁石 30g，炒白芍 10g，熟地黄 30g，甘草 15g。

三诊（7月1日）：近 2 天体温正常，昨日服药呕吐 2 次，皮下散在出血点和瘀斑，血小板计数 30×10^9/L，尿量 1 700~1 800ml/d、色深黄，水肿，大便正常，舌淡红苔薄白少津，脉结代，HR 80 次 /min。

处方：茯苓 20g，炮附子 15g（先煎），炮姜 12g，牛膝 30g，白茅根 30g，泽泻 20g，炒白术 20g，牡蛎 30g，党参 30g，葶苈子 30g，黄连 3g，砂仁 6g（后下），三七 6g（冲服），苏叶 10g（后下），甘草 10g。

后转北京协和医院，确诊为恶性淋巴瘤，4 个月后死亡，其间未发热。

【附注】此例病人发热具备如下几个特点：①无明确感染迹象，或说外邪不明；②正气虚损明确：神疲、水肿、呃逆、脉虚数散乱无根、低蛋白血症、呼吸衰竭，更指向脾肾虚衰；③发热并非实证，必为虚火无疑；④高龄。综合分析，乃下元虚损，摄纳无力，龙雷之火奔腾僭越，水湿泛滥弥漫高原。以茯苓四逆汤治疗，"茯苓泄去群阴气，姜附迎阳春又回"。四逆汤破阴回阳，固本护元，直捣黄龙；邪水长一分，真水少一分，茯苓淡渗利水消肿；邪水消一分，津液生一分，更佐参术健运中气、崇土制水；泽泻、牛膝淡渗利湿，引导下行（即引上焦浮游之火从小便而出，又引元气归根）；牡蛎、磁石重镇潜敛，涩密精气；黄连苦寒反佐，偷渡上焦，以防寒热格拒；白芍酸敛扶阳配阴；葶苈子泻肺强心，利尿消肿。顽疾绝症也可获一时之效，尤其二诊时呃逆消失，脉虚数散乱转为结代，更为向愈转机！此呃逆并非简单的胃气上逆，而是土崩胃败、中气衰竭之象；服药后呃逆得消，提示中气来复！但高龄绝症终难长久！69条："发汗，若下之，病仍不解，烦躁者，茯苓四逆汤主之。"茯苓四逆汤为回阳益阴之剂，原本治疗汗下之后阴阳两虚的烦躁症，笔者略加化裁治疗阳衰水泛之证，如胸水、腹水、脑积水、肢体水肿、胃潴留、肠管水肿及低排高阻型冷休克者，反复印证，疗效确切！

 例37 茯苓四逆汤合止痉散治疗破伤风合并呼吸衰竭、心肾功能不全案

马某，男，91岁，2020年4月13日。主因发现语言不利、吞咽困难3小时于4月8日入院，因抽搐、气道维持能力差、指氧饱和度差于4月9日8：30转入ICU。诊断：①破伤风；②气道不全梗阻，呼吸衰竭；③饥饿性酮症；④双侧腹股沟斜疝；⑤应激性心肌病，不除外急性心肌梗死、室壁瘤；⑥肾功能不全，酸中毒；⑦心功能不全；⑧坠积性肺炎。患者因后颈部皮肤感染，未规范治疗，自行外用药物，导致破伤风，出现

角弓反张，横纹肌溶解，肾功能不全，全身低垂部位水肿。予镇静及肌松药物，尽量减少肌痉挛，仍间断抽搐，昏迷，颈部抵抗，发热，T 39℃左右，四末冷凉，皮肤发花，白痰，心率 90 次 /min 左右，血压 130/70mmHg，白细胞计数 11×10^9/L，呼吸机辅助通气，指氧饱和度良好，双侧瞳孔 3mm：3mm，对光反射迟钝，双肺呼吸音粗、未闻及啰音，心律齐，心音很低钝、未闻及杂音，腹平软，肠鸣音存在，双侧巴氏征（＋），胃潴留、每天约 300～500ml，小便深黄，大便不通，无明显呕吐、多汗，因避免刺激引发抽搐，未能撬口看舌，右侧桡动脉置管，左脉沉弱。

诊断： 破伤风证，阳虚水泛。治则：温阳利水，息风止痉。

处方： 茯苓四逆汤、止痉散合方化裁。

用药： 炮附子 20g（先煎），干姜 15g，茯苓 30g，牡蛎 60g，天麻 15g，蝉蜕 15g，僵蚕 20g，葶苈子 30g，炒白芍 20g，泽泻 20g，党参 30g，甘草 10g，蜈蚣 2 条，全蝎 5g，炒白术 30g。

服药 3 天，手足温，胃潴留液、咳痰逐渐减少，1 周后抽搐缓解，水肿减轻，神志逐渐清晰，舌淡红苔薄白略腻，左脉沉缓。

处方： 炮附子 15g（先煎），干姜 10g，茯苓 20g，牡蛎 30g，天麻 10g，蝉蜕 10g，僵蚕 15g，炒白芍

15g，党参 20g，蜈蚣 2 条，全蝎 5g，甘草 10g，炒白术 15g，水红花子 30g。

病情平稳，转入普通病房，继续治疗。

【附注】此例病人可谓危重、复杂，总括为本虚标实，且二者皆危急！本虚者心、肺、肾尤重，不论从西医诊断的心肾功能不全、呼吸衰竭，还是从各种临床表现的中医角度的判断，都提示根元虚损、厥脱立至！至于标实，则由皮肤痈疡瘀毒，诱发外风侵袭，进一步引起肝风内动，角弓反张。标本皆急，治疗必须兼顾，温肾强心、培土生金、泻肺降浊与息风止痉、缓急拘挛并进。茯苓淡渗利湿，健脾消肿；干姜、附子辛甘大热，强心温肾、破阴回阳，以固根基；留人治病，上下交损，独取其中，参、术健运中气，留守后天，持中央以运四旁，上可散津于肺，下可补益先天；全蝎、蜈蚣平肝息风止痉之力远胜草木之品，更加天麻、牡蛎以宏其效，又有蝉蜕、僵蚕平潜之中更能升降疏调气机。中西合璧，挽回高龄危症！

例 38　当归芍药散治疗经期咳痰、水肿案

张某，女，43 岁，2013 年 11 月 22 日。近 5 个月，月经量逐渐减少、色暗、少许血块，痛经，腹凉，白带多，质稀，末次月经 2013 年 11 月 13 日，周期 26 天，经期 5~6 天，且经期咳痰、色白、量多，双下肢水肿，伴乳房胀隐痛，头昏沉，经后减轻，纳可，便通，无明显咳嗽、发热、恶心、呕吐，既往无肺部宿疾，舌淡红苔薄白，脉缓。

诊断：血瘀水停，任冲不调。治则：化瘀利水，调经治带。

处方：当归芍药散加减。

用药：当归 15g，炒白芍 10g，川芎 15g，泽兰 20g，炒白术 15g，茯苓 20g，益母草 20g，甘草 10g，泽泻 15g，水红花子 30g，香附 15g，牛膝 20g，桂枝 15g。

加减治疗至 12 月 1 日，上方去桂枝，改白芍 15g，加法半夏 15g、陈皮 15g、白芥子 10g、细辛 5g，继续治疗至 12 月 8 日，经血如期而至，痛经明显减轻，经量有所增多，未见明显血块，咳痰、水肿皆减半，经行 5 天而尽。

处方：当归 15g，炒白芍 10g，川芎 15g，泽兰 20g，炒白术 15g，茯苓 15g，陈皮 15g，法半夏 15g，

甘草 10g，水红花子 30g，鸡血藤 30g，乌药 20g。

上方加减治疗 1 个月，经期咳痰消失，仅于劳累之后略有水肿。嘱其口服参苓白术散、益母草膏，培土生金、化瘀利水调经，巩固治疗半月。随访 1 年未复发。

【附注】此例病人经量减少、色暗、有血块、痛经为血瘀确据，白带量多质稀、经期水肿、咳痰为水湿内停，恰为当归芍药散养血活血、化瘀行水的治疗范围，自然药到病除。

 例 39 **当归芍药散合小半夏汤治疗蛛网膜下腔出血、消化道出血后胃潴留案**

袁某，女，55 岁，2018 年 12 月 1 日。蛛网膜下腔出血术后，应激性溃疡，消化道出血（已控制），因胃潴留请会诊。

刻诊：昏迷，潴留液无色透明、每天 200 ~ 300ml，开塞露辅助排便，无明显发热、咳痰、呕吐、腹胀，血压（150 ~ 160）/86mmHg，舌淡红苔薄白腻，脉滑略数。

诊断：瘀血阻滞，饮停胃肠。治则：化瘀利水，和胃降浊。

处方：当归芍药散、小半夏汤合方化裁。

用药：当归 15g，赤白芍各 15g，川芎 15g，炒白术 20g，茯苓 20g，泽泻 20g，泽兰 20g，桂枝 20g，清半夏 15g，生姜 30g，天麻 10g，枳实 15g，甘草 10g。

服药 4 剂，胃潴留液每天 100～150ml 左右，未见尿量明显增多，可自行排大便，舌淡红苔薄白腻，脉略滑。上方加石菖蒲 15g（后下），再服 7 剂，胃潴留液基本消失。

【附注】无论蛛网膜下腔出血，还是消化道出血，皆为血溢脉外、不循常经。离经之血即是瘀血，血不利则为水，加之大便不通，胃失和降，水饮内停，盘踞中焦，故用当归芍药散化瘀利水，小半夏汤降逆化饮和胃。如此血脉得通，水饮得化，胃气得降，潴留液消矣！

当归芍药散可以看作四物汤（去掉滋腻助湿的熟地黄）和五苓散的加减方，凡血虚血瘀、脾虚水停诸证皆可应用，如脑水肿（加牡蛎、天麻）、球结膜水肿（加僵蚕）、皮下血肿（加桔梗）、骨折（加复元活血汤）、肺水肿（加旋覆花、桑皮）、心包积液（加葶苈子）、肠壁水肿（加己椒苈黄丸）、盆腔积液（加益母草、水红花子）、肾积水（加桂枝）、输卵管积液（加牛膝）、睾丸鞘膜积液（加白蒺藜）、胸腹膜间皮瘤（加白芥子、桃仁）、胃潴留（加小半夏汤）、带状疱疹（加桂枝茯苓丸）、荨麻疹（加地肤子、蛇床子）、肾功能不全（加三两三）、肝硬化腹水（加逍遥散）。另外，为加强整体方剂的活血之力，可合用下瘀血汤、血府逐瘀汤；加强利水之力，可合用神芎导水丸。关于方中白芍性寒酸敛，是否影响水液代谢，熟读《神农本草经》自明其理！

例 40　苓桂术甘汤、当归四逆汤、薏苡附子败酱散治疗水样白带、外阴肿痛案

张某，女，18 岁，2019 年 11 月 2 日。近 3~4 个月出现水样白带，外阴红肿疼痛、瘙痒，素手足冷凉，肤色正常，月经量有所减少，纳可，便通，无明显痛经、下肢及眼睑水肿、咳痰，舌淡红苔薄白，脉略滑。

诊断：寒水下迫，精血不足。治则：养血调经，温化寒水。

处方：苓桂术甘汤、当归四逆汤合方化裁。

用药：桂枝 15g，炒白术 15g，茯苓 15g，当归 15g，细辛 3g，吴茱萸 6g，生姜 10g，生薏苡仁 30g，甘草 10g。

服药 7 剂，白带明显减少，手足冷凉、外阴瘙痒也减轻，但红肿疼痛依旧，舌淡红苔薄白少津，脉缓。上方去吴茱萸，加炮附子 15g（先煎）、败酱草 30g、白蒺藜 20g、炒白芍 10g，再服 7 剂，随访诸症皆愈。嘱其避寒凉，适当锻炼，增强体质。

【附注】此例四诊合参，为寒证无疑。阳不化阴，寒水下迫则带下如水，不达四末则手足冷凉；痞积之处必有伏阳，郁而化热则外阴红肿。病痰饮者，当以温药和之。苓桂术甘汤原本治疗"心下逆满，气上冲胸"之水气上冲证，本证乃寒水下迫、带下如水，病位虽上下有异，但本质无别，温阳化气、淡渗利湿仍担大任。另外，毕竟经（血）带相关，合入当归四逆汤养血温经散寒。二诊时获得带减末温之效，合入薏苡附子败酱散温阳解毒利湿，合力追剿，余邪难匿，终收全功！关于白芍，因其酸敛阴柔，于温化寒饮似有掣肘，一诊时弃之不用，二诊时又加之，因其寒饮近化，舌上津少，且附子燥烈，恐有伤阴之嫌，加之以求反佐护阴之效。弃之、用之皆在深思熟虑权衡之间！

例 41 厚朴生姜半夏甘草人参汤合枳术丸治疗心肺复苏术后腹胀案

刘某，女，48 岁，2018 年 12 月 11 日。因乏力就诊，突发心搏骤停，复苏成功，神清，坠积性肺炎，咳白痰，腹胀，腹内压 13cmH₂O，气便通而不畅，四肢活动不利，无明显发热、呕吐、腹痛，舌淡红苔白腻根厚，脉沉弱。

诊断：痰湿蕴肺，脾虚失运。治则：健脾助运，理肺降浊。

处方：六君子汤、枳术丸合方化裁。

用药：清半夏 15g，陈皮 15g，党参 15g，生白术 30g，茯苓 20g，枳实 15g，生姜 10g，厚朴 12g，苏叶 10g（后下），香附 15g，旋覆花 15g，大腹皮 20g，甘草 10g。

服药 5 剂，腹胀加重，腹内压 17cmH₂O，气便欠通，仍咳白痰，舌淡红苔薄白黏腻，脉沉弱。调整治疗方向，急则治其标，予厚朴生姜半夏甘草人参汤合枳术丸加减。

处方：清半夏 15g，厚朴 10g，党参 15g，生姜 10g，香附 15g，枳实 20g，生白术 30g，苏梗 15g，大腹皮 20g，旋覆花 15g，茵陈 30g，甘草 10g。

服药 5 剂，腹胀明显减轻，腹内压 10cmH$_2$O，咳痰减少，舌淡红苔薄白略腻，脉缓。上方去茵陈，加陈皮 15g、茯苓 15g 治疗，腹胀消失，顺利转出 ICU。

【附注】此例病人因腹胀请会诊，其继发于心搏骤停之后，加之脉沉弱，治法立于健脾助运、塞因塞用，虽佐疏导理气之药，但仍致壅塞，胀满加重。二诊本于"小大不利治其标"，舍脉从症，行气导滞、健脾温运，终于消除胀满。"发汗后，腹胀满者，厚朴生姜半夏甘草人参汤主之"，此方可作为理气消胀的基础方。六腑以通为用，以降为和。半夏降逆和胃开结；厚朴消胀除满，燥湿下气，为"结者散之"之良药；"脏寒生满病"，生姜温胃散寒；人参、甘草健脾益气，以助运化。个人认为，厚朴生姜半夏甘草人参汤的适应证主要为上腹部胀满，伴有恶心、呕吐、嗳气等气逆表现者更为适宜，且通中有补，药性偏温，与补泻兼施的枳术丸合用，自然疗效增强，消除全腹胀满。另外，腹胀一症看似普通，但持续的重度腹胀会导致消化吸收功能障碍、低钾低钠等电解质紊乱，也可压迫输尿管和肾盂，出现梗阻性肾损害，导致急性肾衰竭，危及生命，不可等闲视之！

例 42 **瓜蒌瞿麦丸合六味地黄丸治疗干燥综合征、尿崩症案**

吴某，女，59 岁，2019 年 11 月 23 日。以干燥综合征、尿崩症入院，口干，多饮，尿频，旋饮旋尿，每天 15 次左右，服加压素早晚各 1 片、中午半片，出入量基本持平，便秘，纳可，血压（160～170）/90mmHg，无明显发热、咳痰、夜尿、口苦、腰痛、乏力，舌淡红、有少许齿痕、无苔，脉缓、右尺沉取不足。

诊断：上燥下寒，脾肾两虚。治则：滋上温下，生津缩泉。

处方：瓜蒌瞿麦丸、六味地黄丸合方化裁。

用药：天花粉 30g，炮附子 15g（先煎），山药 30g，葛根 30g，熟地黄 20g，山茱萸 20g，枳实 15g，生白术 20g，沙参 20g，乌梅 20g，木瓜 20g，甘草 15g。

服药 7 剂，口干、尿频有所减轻，小便每天 12 次左右，口苦，大便 3 天未解，舌上萌生少许新苔，脉略滑。

处方：柴胡 15g，黄芩 10g，天花粉 30g，沙参 20g，牡蛎 30g，补骨脂 20g，乌药 20g，益智仁 15g，山茱萸 20g，葛根 30g，乌梅 20g，木瓜 20g，枳实 15g，生白术 30g，虎杖 20g，熟地黄 20g，甘草 15g。

服药 5 剂，口苦消失，口干、尿频进一步减轻，小便每天不超过 10 次。上方去柴胡、黄芩，加巴戟天 15g，带药 10 剂出院。门诊治疗 3 个月，病情稳定。嘱其口服金匮肾气丸 1 个月，巩固疗效。

【附注】此例病人主症为口干、尿频，其中口干一症，西医认为是由两种完全不同的疾病造成的，无论干燥综合征还是尿崩症（分中枢性、肾性），均难以治愈；中医辨证为上燥下寒、脾肾两虚，乃无力蒸腾气化、升清降浊，失于封藏统摄，尿频津伤所致。"小便不利者，有水气，其人若渴，栝蒌瞿麦丸主之。"此例虽无水气可言，且同时伴有干燥综合征，但肾气（阳）虚损、失于蒸化、约束无力为其根本，此方仍为的对之方。方中仲师已将天花粉与附子配伍应用，切不可被后世十八反所羁绊，置良药于高阁！天花粉滋阴润燥、生津止渴于上，附子温肾于下、蒸腾气化、约束封藏，去茯苓、瞿麦之淡渗，加枳术之运脾，待病情减轻后，也可将一线药附子改为二线药补骨脂、益智仁、乌药等代替。另外，脾肾之中又以肾虚为重，故而加用六味地黄丸滋阴补肾，阴中求阳则化生无穷、泉源不竭。二诊时，出现口苦、脉滑，应为温补太过所致，少火之气生，壮火之气衰，加用小柴胡汤清化降火，既可防热盛伤津，又可起到"上焦得通，津液得下"的双重效果。

例 43　麻黄细辛附子汤合泽泻汤治疗低热缠绵案

张某，女，47岁，2019年7月10日。以低热缠绵3个月不愈，住院做各种检查无明显阳性体征，仔细询问病情，病人述每于天气冷凉时，体温升高，在37.5℃左右，伴周身拘紧，手关节酸痛，乏力，头昏沉重，烧心，纳可，便通，无明显多汗、咳嗽、咳痰、口苦、恶心、呕吐，素畏寒喜暖。索其所服前方，皆为柴芩、银翘清化解毒之品。舌淡红、胖大、有齿痕，苔薄白，脉略紧、沉取不足。

诊断：阳虚外感，郁而化热。治则：温阳解表，退热降浊。

处方：麻黄细辛附子汤、泽泻汤合方化裁。

用药：麻黄5g，炮附子15g（先煎），细辛4g，白茅根20g，甘草10g，泽泻15g，炒白术15g，葛根20g。

服药5剂热减，再服5剂热退。随访半年未复发。

【附注】此例病人为阳虚体质，又有明确诱因——天气冷凉时发热，加之周身拘紧、关节酸痛、脉紧，为外寒表证，又头重如裹、舌胖大有齿痕，为湿浊不化，困厄清阳。"少阴病，始得之，反发热，脉沉者"，用麻黄细辛附子汤辛温解表、温阳散寒，表里双解以散热，而泽泻汤升清降浊，从水中泻火，如矢中的，热退神清，以此观之，"用热远热"也不尽然！

例44　四逆汤治疗高热案

张某，男，73岁，2010年7月30日。因冠心病、心房颤动、心衰住院，其间无明显诱因突发高热，T 39~40℃，寒战，颧赤如妆，腹泻、4~6次/d，用药（安痛定、地塞米松）后热退，大汗淋漓，旋即复升，神志尚清，手足冷凉，尿量正常，血压140/80mmHg，舌淡红嫩蜷缩，苔薄少津，脉虚数，HR 120~140次/min。

诊断： 虚阳外越，阴阳离决之先兆。治则：温阳固脱，潜降虚火。

处方： 四逆汤加味。

用药： 炮附子20g（先煎），干姜10g，龙牡各30g（先煎），磁石30g（先煎），泽泻10g，甘草20g，黄连3g，当归20g，人参20g（另煎，兑入）。水煎服。

二诊（7月31日）： T 37~37.5℃，神清，汗收，

泻止，HR 100 次 /min 左右，舌淡红嫩，苔薄少津，脉仍虚数、沉取较前有力。原方再进。

三诊（8月2日）： T 36~37℃，神清，无颧赤，汗止，大便成形，BP 130 / 80mmHg，HR 100 次 /min。舌淡红，苔薄白少津，脉数、沉取有力。

处方： 炮附子 15g（先煎），龙牡各 30g（先煎），干姜 10g，磁石 30g（先煎），山茱萸 30g，党参 30g，甘草 10g，黄连 2g，白术 15g，当归 20g。

服 6 剂，脉静身和，体温正常，心衰也得以纠正，痊愈出院。

【附注】心衰一症，病因数种，属于心肾虚损者十之八九，根源已损，此时发热首先考虑虚阳上越、阴阳离决之先兆，未必为里、热、实证，不可盲目发散，否则易致"孤阳飞越，莫可救矣"！也不可苦寒肃杀，否则必定损毁一线残阳，危亡立至！治当"热因热用"。《伤寒论》353 条："大汗出，热不去，内拘急，四肢疼，又下利厥逆而恶寒者，四逆汤主之。"354 条："大汗，若大下利而厥冷者，四逆汤主之。"385 条："恶寒脉微而复利，利止亡血也，四逆加人参汤主之。"四逆汤为少阴寒化证主方，辛甘大热，温肾固本，破阴回阳，实为中流砥柱，可力挽狂澜！龙骨、牡蛎、磁石重镇收敛，引上升浮游之火下归宅窟，召阳入阴，摄纳归根；人参甘温补气，重用又可直入真阴，达于命门；泽泻淡渗下行，于水中降火；黄连苦寒反佐，以防格拒；甘草甘平益气，调和诸药。阴平阳秘，其病乃愈！

例45 小陷胸汤合枳术汤治疗风心病换瓣术后心动过缓案

梁某，女，55岁，2010年6月11日。风心病心功能不全，二尖瓣狭窄并关闭不全置换术后半月，心动过缓，40次/min，胸闷，长息，纳呆，胃脘痞满闷堵，按之隐痛，肠鸣音减弱，大便不畅、2~3天1次，心电图示窦性心动过缓、结性逸搏，无明显恶心、嗳气、腹胀、咳痰、胸痛，舌淡红苔薄白腻少津，脉迟而滑、沉取有力、两寸尤大。

诊断：湿郁交融，痞塞不通。治则：豁湿解郁，宣通气血。

处方：小陷胸汤、枳术汤合方化裁。

用药：清半夏15g，黄连5g，瓜蒌15g，枳实

20g，生白术 15g，莪术 15g，党参 15g，当归 15g，莱菔子 30g，桂枝 15g，生姜 10g，葶苈子 20g。

二诊（6月14日）：脘痞渐开，胸闷长息减轻，大便仍不畅，HR 55 次 /min，舌淡红苔薄白少津，脉缓。

处方：清半夏 20g，黄连 5g，瓜蒌 30g，香附 15g，枳实 30g，生白术 20g，葶苈子 30g，生姜 10g。

服药 4 剂，胃脘痞满、胸闷、长息减轻大半，大便通畅，舌淡红苔薄白，脉缓，HR 61 次 /min。心电图示窦性心律，大致正常。前后调理半月，痊愈出院。

【附注】中焦者，阴阳气血升降之枢纽。若痰火壅盛、气机郁结、瘀血凝滞，痞塞不通，必致清阳不展，浊阴困厄，呼吸不畅，心搏受阻。《伤寒论》138 条："小结胸病，正在心下，按之则痛，脉浮滑者，小陷胸汤主之。"方中半夏、黄连辛开苦降散结，瓜蒌宽胸豁痰、滑润荡涤。又："心下坚大如盘，边如旋盘，水饮所作，枳术汤主之。"枳实、二术健脾除湿，行气散结，通补兼施；党参、当归益气养血；葶苈子通腑降浊，泻肺强心。合而成方，心胃同治，中焦开豁，大气一转，其气乃散，痞塞蠲除，清阳得升，浊阴下行，气畅脉通，阴阳调和，其病可愈，故而提高心率未必温补！

例46　柴胡桂枝干姜汤合小承气汤治疗感染中毒性休克、多器官功能衰竭案

　　张某，女，27岁，2012年11月23日。药物流产不全刮宫术后，出现感染中毒性休克，体温由39℃退至正常，神清，疲惫，声低，腹胀腹痛，无尿，血液透析，灌肠后可排出少量稀便，无汗，手足温，血压由80/40mmHg提升至120/80mmHg，升压药已停，淡黄色胸腔积液，右肺呼吸音低，心率由160次/min下降至90次/min，无创呼吸机辅助呼吸，无明显咳嗽、咳痰、水肿，舌淡红胖大，苔白厚腻，脉弦滑、沉取无明显虚象。血常规：白细胞计数$80.0×10^9$/L，血小板计数（8~13）$×10^9$/L，血红蛋白59~70g/L。胸片：肺炎、肺水肿（两肺野内带薄片状模糊影，呈蝶翼样改变，两肺门结构模糊不清）。低蛋白血症，总蛋白44g/L，白蛋白26g/L，球蛋白18g/L。肝肾功能受损，谷丙转氨酶272U/L，谷草转氨酶679U/L，总胆红素87μmol/L，血K^+2.9mmol/L，二氧化碳结合力12.2mmol/L，尿素氮15.2mmol/L，肌酐323μmol/L。脾增大。心肌酶升高，肌酸激酶262U/L、肌酸激酶同工酶MB 26.5U/L，乳酸脱氢酶3 121U/L，α-羟丁酸脱氢酶2 498U/L，N-末端脑钠肽前体24 437pg/ml。

诊断：多脏衰竭，虚实错杂。治则：拨转枢机，燮理阴阳。

处方：柴胡桂枝干姜汤、小承气汤合方化裁。

用药：柴胡 30g，黄芩 20g，清半夏 20g，党参 40g，桂枝 30g，干姜 20g，枳实 30g，白术 40g，补骨脂 40g，葶苈子 60g，大黄 9g，厚朴 20g，甘草 30g。

二诊（11月26日）：服药 2 剂，大便通畅，血小板计数 25×10^9/L，白细胞计数降至 40.0×10^9/L，神清，仍无尿，HR 84 次/min，胸片示肺炎减轻，舌淡红胖，苔薄白，脉弦缓。

处方：柴胡 15g，黄芩 15g，清半夏 15g，党参 30g，桂枝 25g，干姜 15g，枳实 25g，白术 30g，补骨脂 30g，葶苈子 45g，茯苓 30g，当归 30g，甘草 10g，生山药 30g，酒军 5g。

三诊（12月1日）：小便通畅，每天约 1 000ml，血小板计数 55×10^9/L，白细胞计数降至 20.0×10^9/L，血红蛋白 90g/L，总蛋白 54g/L，白蛋白 32g/L，肝肾功能、心肌酶逐渐恢复，血 K^+ 4.0mmol/L，HR 80 次/min。胸片示肺炎进一步减轻，胸腔积液、肺水肿消失。两肺呼吸音清，舌淡红胖苔薄白，脉缓。上方去酒军，改桂枝 15g、枳实 15g、补骨脂 20g、葶苈子 30g，加鸡血藤 30g。加减治疗 2 周，痊愈出院。

【附注】此证由感染引起多器官功能受损、休克，似与少阴四逆证相近，但手足温，脉无虚象，且舌苔白腻，并不支持，虽有腹胀腹痛、二便不通，但与少阴三急下证也不完全吻合，综合脉证，判断为少阳枢机不利，三焦决渎失司，瘀毒内壅，损伤脏腑。现代医学对于呼吸衰竭、心力衰竭、肾衰竭都有相应治疗方法，但是对于胃肠道功能衰竭缺乏有效的治疗，在这方面中医有着得天独厚的优势。脾胃是后天之本，气血生化之源，以通为用，以降为和，故以柴胡桂枝干姜汤合枳术丸和解少阳、拨转枢机、温运脾胃，小承气汤通腑降浊、釜底抽薪、驱邪外出；毕竟根元受损，补骨脂温涩固护精气；葶苈子泻肺利水、强心利尿、通腑降浊，与补骨脂通涩兼用。如此则炎得消、邪得祛、正可复，脾胃健运，气血充盈畅达，五脏安和，危疾痊愈。

例 47　甘麦大枣汤、百合地黄汤、桂枝加龙骨牡蛎汤治疗冠心病搭桥术后幻觉案

王某，男，50岁，2009年11月14日。因冠心病、心

绞痛植入支架，仍不能缓解心绞痛，又行冠脉搭桥术，胸痛缓解，但是出现幻视幻听，噩梦纷纭，时常睡梦中尖叫惊醒，心悸，惊恐，悲伤欲哭，神疲，倦怠，纳呆，便通，左右片刻不能离人，进而睡眠恐惧，血糖正常，无明显咳痰、胸闷、腹胀、口干，舌红苔少，脉虚数。

诊断：气阴两伤，虚火扰心。治则：益气养阴，宁心安神。

处方：甘麦大枣汤、百合地黄汤、桂枝加龙骨牡蛎汤合方化裁。

用药：浮小麦30g，甘草20g，大枣30g，百合30g，生地黄15g，桂枝15g，白芍15g，龙牡各30g。

服药1剂，当夜安睡；服药5剂，诸症全消。嘱其服人参归脾丸、生脉饮2周，巩固治疗。

【附注】心主神明，为君主之官。植入支架、再次搭桥，有损心君，幻觉纷纭，噩梦惊醒，必伤心气，对术后恢复极为不利，甚至功败垂成也非危言。"心病者宜食麦"，浮小麦、甘草益心气、宁心神；大枣健脾益气，养血安神；百合、生地黄养心阴，清虚火；"损其心者，调其荣卫"，桂枝、白芍配甘草辛甘化阳，酸甘化阴，调和营卫，平衡阴阳；佐以龙骨、牡蛎，重镇宁心，则君明神安。平淡之药，仍起沉疴！

例48 宣白承气汤合葶苈大枣泻肺汤治疗肺心病心衰案

王某，女，56岁，2010年9月10日。慢阻肺、肺气肿、肺心病、全心衰，住院治疗10余天无明显效果。咳嗽，喘息，咳痰、色黄白相间、量多、质稠，端坐呼吸，纳呆，双下肢水肿，两下肺湿啰音，口唇发绀，大便1周未解，口秽喷人，手足温，无明显发热、呕吐、腹胀、多汗，舌淡红苔黄厚腻，脉沉实有力。

诊断： 痰火壅肺，腑气不通。治则：泻肺强心，豁痰通腑。

处方： 宣白承气汤、葶苈大枣泻肺汤合方化裁。

用药： 瓜蒌30g，杏仁10g，大黄10g（后下），枳实15g，厚朴10g，葶苈子30g，生白术20g，当归20g。

服药1剂，泻下宿便甚多，喘息随即减轻，当夜平卧安睡。服药5剂，可下床活动，咳、痰、喘、水肿明显减轻，两肺湿啰音减少大半，舌淡红苔薄淡黄，脉略显缓象。上方去厚朴、大黄，改生白术30g，加旋覆花15g、郁金15g、苏子30g。调理半月，出入行走，生活自理，疗效之好，出人意料！嘱其服参苓白术散1个月善后。

【附注】一提到心衰，可能会机械地想到心肾阳虚，参、芪、附子，甘温大补之剂，信手拈来！临床也不尽然，早在《伤寒论·辨少阴病脉证并治》中就指出三急下证。经文320条："少阴病，得之二三日，口燥咽干者，急下之，宜大承气汤。"321条："少阴病，自利清水，色纯青，心下必痛，口干燥者，可下之，宜大承气汤。"322条："少阴病，六七日，腹胀不大便者，急下之，宜大承气汤。"上焦者，肺与心，与大、小肠互为表里，肺主气，心主血，痰壅气道，心脉瘀阻，搏动无力，抗菌消炎、强心利尿为治之常，无效者当求其变。"小大不利治其标"，六腑以通为用、以降为和。瓜蒌、杏仁理肺化痰，开豁于上；枳实、厚朴畅气于中；葶苈子、大黄通腑降浊于下；白术、当归益气养血以扶正。如此三焦通畅，痰火下行，肺复宣肃，血脉通行，加之泻下可排出大量水液，减轻心脏后负荷，不直接强"心"而心自"强"，不"解毒"而"炎"自消，此中医辨证之妙，规范化治疗之外，又一法则，有故无殒亦无殒，大积大聚大胆行！

例 49 升陷汤、橘枳姜汤、茯苓杏仁甘草汤治疗食管癌术后胸闷案

刘某，男，81岁，2009年6月8日。食管癌术后，胸脘部憋闷，呼吸困难，卧位加重，于室内反复踱步，呻吟之声不绝于耳，疲乏无力，身觉燥热，手足欠温，咳白痰沫，饮食、二便正常，无明显发热、恶心、多汗、心悸、胸痛，舌淡红苔薄白，脉浮大弦、不任沉取。

诊断：宗气下陷，痰湿阻滞。治则：益气升提，宽胸化痰。

处方：升陷汤、橘枳姜汤、茯苓杏仁甘草汤合方化裁。

用药：黄芪20g，升麻5g，柴胡5g，桔梗10g，当归15g，枳实10g，陈皮15g，茯苓15g，杏仁10g，吴茱萸3g，甘草10g，白术15g。

服药1剂，胸闷加重，身燥热减轻；再服3剂，胸闷明显减轻；4剂后其病若失，痊愈出院。

【附注】此例年高体弱、癌毒侵蚀、手术损伤，导致宗气不足，无力升举，运化失健，聚湿生痰，气虚下

陷，阴火上升。方用升陷汤益气升举、朝大气于胸中，橘枳姜汤行气导滞，茯苓杏仁甘草汤化痰除湿，则脾得健运，气升火降，湿祛浊化，胸膺舒展，憋闷得愈。

 例50　升陷汤合木金散治疗乳腺增生案

范某，女，46岁，2009年6月4日。乳房胀痛，经期加重，胸闷气短，纳呆，便溏，乏力，月经基本正常，超声提示乳腺增生，舌淡红苔薄白，脉沉弱。

诊断：宗气不足，乳络不通。治则：益气通络。

处方：升陷汤、木金散合方化裁。

用药：黄芪20g，升麻5g，柴胡5g，当归15g，桔梗10g，枳实10g，茯苓15g，杏仁10g，当归15g，陈皮10g，鸡血藤30g，桂枝10g，生姜10g，大枣10枚。

服药5剂，胸闷气短大减，乳胀痛依旧。前方去茯苓、杏仁，继服5剂，胸闷气短消失，体力恢复，乳房胀痛减而不著，舌淡红苔薄白，脉缓。

处方：枳实10g，莪白术各15g，党参15g，五灵脂15g，木香15g，郁金15g，姜黄10g，海藻20g，当归

15g，延胡索 10g，桂枝 10g，赤白芍各 15g，生姜 10g。

服药 5 剂，乳房胀痛减轻，但胸闷气短再发。将上二方综合，取长补短。

处方：黄芪 20g，升麻 5g，柴胡 5g，当归 15g，枳实 10g，白术 15g，茯苓 10g，五灵脂 15g，桂枝 10g，木香 15g，郁金 15g，延胡索 10g，王不留行 20g，姜黄 10g。

服药 7 剂，胸闷气短、乳房胀痛皆明显减轻。前后调理半月，无明显不适。嘱其节情志，适当锻炼，定期复查。

【附注】自古有"痛无补法"之说，但临床不可拘泥。气为血之帅，气行则血行，气虚运行无力，必致血脉瘀阻、乳络不通而痛。一、二诊时，以补气升提为主，胸闷气短得以缓解；三诊时，侧重于行气活血，乳房胀痛减轻，但胸闷气短加重，理气不成反破气，活血不成反伤血；四诊时，取长补短，补气升提与行气导滞、养血与活血相结合，补、通兼施，则补气而不壅滞，理气而不耗伤，适中病机。

例51 升陷汤合旋覆花汤治疗肺弥散功能障碍案

王某，女，14岁，2010年8月8日。胸闷憋气，夜间睡眠时有憋醒，纳差，无力体型，时有脘痞。肺功能：弥散功能障碍，残气量增多。无咳嗽、咳痰、哮喘、胸痛、腹胀、多汗、心悸、畏寒。舌淡红苔薄白，脉缓。

诊断：宗气下陷，肺脾亏虚。治则：补气升提，健脾理肺。

处方：升陷汤、旋覆花汤合方化裁。

用药：黄芪30g，升麻5g，柴胡5g，当归15g，桔梗10g，甘草10g，太子参15g，旋覆花10g，郁金15g，陈皮10g，茯苓10g，枳实10g，白术15g。

服药5天，胸闷憋气减轻。上方去陈皮、枳实，加山药20g。加减治疗2周，症状消失，复查肺功能已正常。

【附注】肺主一身之气，司呼吸，朝百脉，又脾气散精，上归于肺，水精四布，五经并行。"损其肺者，益其气"，培土生金，益气升举，宗气充足，自然可贯心脉而行呼吸。

例52 **升陷汤治疗急性心肌梗死、腱索断裂、心衰、低血压状态案**

李某，男，70岁，2017年2月20日。急性心肌梗死、急性左心衰、心源性休克、脑出血后脑梗死、右肺感染、肾功能不全、低血压。血压用多巴胺〔浓度40μg/（kg·min）〕维持在76/44mmHg左右，而且不能减量。神清，胸闷，气短，多汗，头昏沉，咳少量白痰，左侧肢体活动不利，便通，手足温。听诊：两肺底可闻及湿啰音，二尖瓣听诊区可闻及收缩期Ⅴ级吹风样杂音。心脏彩超：阶段性室壁运动异常，左室心尖部较圆隆，左心扩大，少量心包积液，二尖瓣前叶脱垂、腱索断裂、重度反流，乳头肌功能不全。无明显发热、胸痛、水肿，舌淡红胖、苔薄淡黄腻燥，脉沉弱难及。

诊断：血脉瘀阻，气虚下陷。治则：益气升举，消瘀通络。

处方：升陷汤加减。

用药：黄芪30g，升麻5g，柴胡5g，当归20g，甘草10g，桔梗15g，枳实15g，白术20g，陈皮15g，茯苓20g，酒军6g，葛根30g。

二诊：服药3天，血压（80~90）/（50~60）mmHg，多巴胺浓度10μg/（kg·min），神清语利，

汗出减少，便通，少量白痰，两肺湿啰音略有减少，心脏杂音同前，舌淡红胖、右侧大部分少苔、左侧少部分白腻苔，脉显缓象。上方去酒军，改黄芪40g，加山茱萸30g、葶苈子30g、补骨脂20g。

三诊：服药5剂，血压（90～110）/（50～60）mmHg，多巴胺已停，少量白痰，便通，两肺湿啰音基本消失，舌淡红苔薄白，脉沉弱，HR 80次/min，复查心脏彩超大致同前，改黄芪50g，加减治疗12天出院，以后坐轮椅到门诊复诊。

1年后随访，遗留肢体功能障碍，余无明显不适，可持杖缓行于乡间小路。

【附注】胸中者心与肺，肺主气，心主血，气为血之帅，血为气之母，气可行血，气虚、气滞则血瘀，血可载气，血瘀则气壅。此例胸痹不通，加之中风，气血逆乱，命悬一线，其中最为严重的是宗气下陷，无力托举，血压下降，难以维系，刻不容缓！西医认为，此乃血管闭塞，缺血缺氧，乳头肌功能不全，腱索断裂，二尖瓣关闭不全所致，予药物保守治疗，无效可言！症属死症，脉为死脉，然医者仁心仁术，绝不轻言放弃，"言不可治者，未得其术也"！此例病人初诊于上级某权威医院，认为"只有心脏移植，否则无治疗价值"！后转回我院奋力一搏，经中西医结合抢救成功脱险，且药物平平，量亦常规，竟有如此起死回生之效，感叹前人智慧之结晶，中医疗效之伟大，绝非"慢郎中"之蔑词，更感慨中西医结合之事半功倍！

临床应用升陷汤的心得体会：

主症：胸闷气短，不足以吸，活动后加重，甚至张口抬肩，用力呼吸，头晕昏沉。

兼症：面色萎黄（或㿠白），多汗，乏力，神疲倦怠，纳呆，口干，咳痰色白，大便或溏或黏，畏寒，心悸，腰膝酸软，心脑供血不足，体型大多偏胖。

变症：黄痰，胸痛，心肌梗死，脑血管意外，肺栓塞等。

舌象：舌淡红、胖大、有齿痕，苔薄白，或腻（白腻、黄腻）或润或燥。

脉象：虚、弱、微、沉、细，或浮大沉取无力，或兼尺脉沉弱，或弦，沉取不足，或迟软，或结、代、参伍不调。

辅助检查：血细胞计数降低，肺通气功能障碍，血压、颅压降低。

加减：宗气大虚者加人参，兼气滞者加橘枳姜汤、四逆散，兼饮阻者加茯苓杏仁甘草汤，兼阳虚者加桂枝、干姜、附子，下元不足者加山萸肉，兼阴虚者加沙参、山药，头昏沉重脑供血不足者加葛根、鸡血藤，黄痰加桑皮、芦根，慎用瓜蒌。黄芪甘温补气，少部分病人可能会导致壅塞胀满，可加陈皮理气疏导。

关于方中药物用量问题：黄芪 20～280g，升麻 5～30g，柴胡 5g，桔梗 10～15g，知母 10g，甘草 10g。

升陷汤的作用是补充、升举上焦不足的宗气。方中黄芪（过去写作黄耆）为主药，"耆"者长者也，健脾益肺，补气之中兼具升举之功，且其质轻松，与胸中大气有同气相求之妙，其性甘温略偏温燥，故佐知母之凉润。另外，黄芪的应用，如果对于年轻人不必强调脉象沉弱，毕竟年轻气血尚充，如果待到脉象沉弱，则亡羊补牢，为时晚矣！柴胡为少阳之药，能引大气之陷者自左上升；升麻为阳明之药，能引大气之陷者自右上升；桔梗为药中之舟楫，能载诸药之力上达胸中，故用之为向导。诸药相伍，共奏升提大气之功，也可辅以风药助之，如羌活、防风之类，"高巅之上，惟风可到"是也！

另外，此方可升高氧分压（PO_2），改善肺功能，增加肺活量，有利于脱离呼吸机，恢复自主呼吸。而且对多种原因导致的低血压状态，依赖升压药维持时，可帮助撤减升压药。

大气下陷的胸闷应与气滞型胸闷进行鉴别，一虚一实，判若天壤。前者为气虚下陷、无力升举，大气不展，治应"塞因塞用"，益气升提，升清举陷，不宜过于疏导，否则理气不成反破气，雪上加霜，甚至会有呼吸欲停之感。张锡纯云："愚愿业医者，凡遇气分不舒之证，宜先存一大气下陷理想，以细心体察，倘遇此等证，庶可挽回人命于顷刻也。"后者为气滞不通、壅塞胀满，治应理气疏导、宽豁开通，误用补益，必犯实实之戒！但有时两者可同时并存，而且夹杂痰湿、瘀血、寒热偏颇等多种情况，错综复杂，临证需抽丝剥茧，仔细分析。

 例53　葶苈大枣泻肺汤合苓甘五味姜辛汤治疗冠心病左心衰案

张某，女，68岁，以夜间阵发性呼吸困难就诊，伴恶心，乏力，双下肢轻度水肿。查：血压（BP）90/60mmHg，心率 103 次 /min，右肺底散在细小水泡音；二尖瓣听诊区可闻及Ⅳ级收缩期吹风样杂音，向左腋下传导。胸片：右下肺纹理增重，伴小斑片状影。既往：陈旧性下壁、广泛前壁心肌梗死。无明显发热、咯血、胸痛、多汗、心悸、咳痰。舌质暗红、苔薄白水滑，脉浮滑、沉取无力、无结代。

诊断：心脾两虚，水饮凌肺。治则：健脾强心，泻肺化饮。

处方：葶苈大枣泻肺汤合苓甘五味姜辛汤化裁。

用药：茯苓 30g，干姜 15g，五味子 10g，细辛 6g，葶苈子 30g，人参 10g，白术 20g，甘草 10g。

药服 3 剂，夜间阵发性呼吸困难未作，仍乏力。查：两肺呼吸音清，未闻及干湿啰音。胸片：两下肺纹理略重，未见斑片状阴影。上方去细辛、人参，加补骨脂 15g、红景天 20g、党参 15g。巩固治疗 2 周，心衰纠正，继续服抗凝、扩冠等药维持。

【附注】听诊肺内湿啰音与中医所说水凌心肺不谋而合。"病痰饮者，当以温药和之"，故以苓甘五味姜辛汤温化水饮，淡渗利湿；葶苈子泻肺逐饮，强心利尿；去大枣，改参、术，仿其意宏其效，健脾益气，固堤制水；甘草虽有"钠水潴留""降低血钾""影响心功能"等诸多"禁忌"，但于大剂渗利之中，可收甘缓补益、调和药性之效，并无壅滞之患，可放胆用之！另外，现代先进的医疗器械可以作为中医四诊之延伸，万万不可拘泥于"中医""西医"之别，自缚手足。"人之所病病疾多，医之所病病道少"，他山之石，可以攻玉，善于运用者可收事半功倍之效，而无羁绊之害！

 例54 桂枝去芍药加麻辛附子汤合枳术丸治疗急性脊髓炎腹胀案

王某，男，46岁，2016年6月20日。因急性脊髓炎入院，四肢乏力，左重于右，持续性上腹胀满难忍，排气减少，冷汗津津，肠鸣音减弱，便通，热退，无明显咳嗽、咳痰、恶心、嗳气、呕吐、肢体麻木，舌淡红胖、苔薄白腻，脉略滑、沉取不足。

诊断：脾肾两虚，腑气欠通。治则：温肾健脾，行气导滞。

处方：桂枝去芍药加麻辛附子汤、枳术丸合方化裁。

用药：桂枝 15g，炮附子 15g（先煎），细辛 3g，麻黄 6g，枳实 15g，白术 20g，生姜 10g。

服药 4 剂见效，肠鸣音增强，排气增多，腹胀减轻。上方加木香 15g、乌药 20g 再进。

28 日再诊：肌力增强，气便通畅，腹胀消除大半，冷汗减少，舌淡红胖、苔薄白，脉缓。上方加骨碎补 15g，再服 7 剂，诸症基本消失，步行出院。继续门诊治疗。

【附注】此例腹胀与脊髓阶段性损伤导致的相应内脏自主神经受损有关。中医认为"脏寒生满病"，阳气主要源于脾肾，脾阳者中阳也，源于后天，又主肌肉，肾阳者元阳也，源于先天，为人身始生始发之源动力，又肾主骨生髓通于脑，故而本例单纯温运脾阳，恐难解决根本原因，须从先天入手方可奏效。"气分，心下坚大如盘，边如旋杯，水饮所作，桂枝去芍药加麻辛附子汤主之。"此例虽无水饮，但阳虚寒凝气滞之本质无二，故以附子辛甘大热，温肾中元阳，蒸腾气化，且"无姜不热"；肺与大肠相表里，麻黄辛温宣肺，有研究表明，胃肠道内气体主要依靠肠壁血液循环吸收，由肺排出，而且是肛门排气量的 20 倍，故不可拘于"有汗用桂枝，无汗用麻黄"之俗礼小节，俾阳气宣通，阴寒消散，自无冷汗之患；细辛温通散寒，联络表里上下；桂枝温通经脉；太阴湿土，得阳始运，枳术丸通补兼施，"大气一转，其气乃散"！中满者忌甘，甘草虽有斡旋之功，此处却无用武之地！

 例 55   小青龙汤治疗久咳不愈案

刘某，女，55 岁。1998 年 2 月 11 日。咳嗽 1 年，源于外感风寒，昼夜不止，难以入眠，咳痰质稀色白味咸，落地如水，咽痒堵闷不爽，时有周身拘紧，纳可，便溏，间断应用抗生素、酮替芬和宣肺化痰中药治疗无效，肺部 CT 考虑支气管炎，无明显发热、恶心、呕吐、胸痛、腹胀、多汗，舌淡红苔薄白，脉弦。

诊断：外寒内饮，肺失宣肃。治则：温化水饮，宣肺止咳。

处方：小青龙汤加减。

用药：炙麻黄 5g，桂枝 10g，细辛 6g，干姜 6g，补骨脂 10g，白芍 10g，甘草 5g，法半夏 10g，生薏苡仁 30g，石韦 15g，蝉蜕 5g。

中午服药，至夜咽部清爽，咳嗽减半，当夜安卧。服药7剂，其病若失，疗效之好，出人意料！嘱其早服参苓白术散、晚服金匮肾气丸2周。

2个月后随访，咳嗽未复发。

【附注】中医无"炎症"之论，西学东渐本可取长补短，然而若把"炎症""清热解毒""抗生素"等概念牵强附会，必定作茧自缚，贻害无穷！君不见临床用茵栀黄注射液治疗阴黄导致转氨酶、胆红素不降反升等等弊端屡见不鲜。应用中药必须以中医基础理论为指导，通过四诊合参，辨证论治，才能准确无误。对于"感染"类疾患，清解虽可疗疾，温化亦为正途，"病痰饮者，当以温药和之"是也。凡是质稀味咸的白痰皆为虚寒，清热解毒、止咳化痰多无效果，反致寒湿胶着难化。"伤寒表不解，心下有水气，干呕发热而咳，或渴，或利，或噎，或小便不利、少腹满，或喘者"，小青龙汤为确效良方！对于经方，部分医家主张应用原方原量，不予加减，但时至今日，与仲景年代相去两千年之久，无论外环境，还是人体内环境均已发生多种变化，所以也必须药随症变，不可过于拘泥！笔者运用此方时，多将五味子改成补骨脂，下温肾气，助肺化饮，无表寒者可去麻黄、桂枝，饮盛者加茯苓，皆可随症化裁，提高疗效。但此方温燥，偏于宣散提透，凡年老体弱、多汗、乏力、心悸、快速性心律失常、高血压、心功能不全、脉结代促者，欲用此方皆须三思谨慎！不可不知！

例 56　小青龙加石膏汤治疗心脏瓣膜置换术后高热案

秦某，女，56 岁，因风湿性心脏病二尖瓣关闭不全行人工瓣膜置换术，术后第 2 天发热，怀疑感染性心内膜炎，T 38～39℃，恶寒，少汗，口中味咸，轻咳，中等量白稀痰，时有恶心、心中烦乱，纳呆，便通，静脉滴注抗生素 4 天，无明显效果，舌淡红苔薄白水滑，脉细滑略数，律齐，无明显水肿、夜间阵发性呼吸困难。

诊断：外寒内饮，郁而化热。治则：散寒化饮，清热除烦。

处方：小青龙加石膏汤化裁。

用药：麻黄 5g，桂枝 15g，法半夏 15g，干姜 10g，细辛 3g，五味子 9g，石膏 30g，炒白芍 15g，茯苓

15g，补骨脂 10g，甘草 10g。水煎服，每日 1 剂。

但因预防心功能不全，西医严格限制进水量，甚至禁水，这对于应用中药汤剂来说无疑是一个很大难题！借鉴西医舌下含服的方法，改用中药免煎颗粒剂，每剂药用 100ml 温水溶解，嘱其家属用滴管不停地将药液滴于患者口腔，力求一部分经黏膜吸收，另一部分缓缓下咽，慢慢吸收，尽量避免影响心功能。服药 1 天，T 39.2℃；第 2 天汗出津津，体温逐渐下降；第 4 天，T 37.8℃，心烦、恶心、恶寒、口咸已消，白稀痰无明显减少，舌淡红苔薄白水滑，脉细滑。

处方： 茯苓 20g，五味子 6g，干姜 10g，甘草 10g，细辛 4g，滑石 15g，泽泻 15g，桑皮 15g，葶苈子 30g，薏苡仁 20g，白茅根 20g，龙骨 20g，牡蛎 20g，补骨脂 10g。

服药 5 剂，热退、痰消、脉缓，痊愈出院。

【附注】此例四诊合参，属于外寒内饮，郁而化热。西医怀疑感染性心内膜炎。人工瓣膜置换术后发热非常危险，严重威胁瓣膜能否置换成功，甚至有生命危险！古人没有心脏手术并发症的治疗经验，但四诊合参，仍在辨证论治范围之内。"肺胀，咳而上气，烦躁而喘，脉浮者，心下有水，小青龙加石膏汤主之。"

小青龙汤辛散外之风寒，温化内在水饮，寒散饮化则热孤；更以石膏甘寒退热、质沉重镇，与方中麻黄、桂枝、细辛、干姜诸多温药配伍，似乎格格不入，但临床上纯寒、纯热、纯虚、纯实的病例非常少见，往往是寒热虚实错杂的情况居多，因为人体是一个有机的、复杂的整体，时刻处于动态平衡中，寒温并用，补泻同施，看似相悖，实则相乘，各行其路，互不掣肘，方能解决错综复杂的病情！待热减时，可将石膏改为二线药，如用滑石、桑皮、白茅根等甘凉之品剪除余热，以防寒凉伤阳。心疾多年，虽无心衰临床表现，但心肾虚损必已潜在，效仿火神派经验，可加附子下温肾气、上丽心阳，但毕竟未雨绸缪，无须附子之刚猛，代以补骨脂缓和渐进为妥。小青龙汤终究为彪悍宣透之剂，应中病即止，不可久服，否则耗阴、动阳也非危言耸听！外寒解后，改为苓甘五味姜辛汤继续温化水饮，待饮化之后，以张锡纯从龙汤善后安和为妥！另外，"火郁发之"，服药后出现体温短暂升高，为药中病所，邪寻出路之佳兆，无须多虑，关键时刻且不可改弦更张，否则必前功尽弃！

例 57　升阳益胃汤、半夏泻心汤治疗肾病综合征案

许某，女，65 岁，2017 年 9 月 15 日初诊。肾病综合征 2 年半，小便多泡沫，胃脘痞满，纳呆，后背、腹部灼热，夜重，畏寒，乏力（双下肢尤著），腿凉，便通，眼干口干，失眠，白带色黄。尿常规：蛋白（+++）~（++++），24 小时尿蛋白定量 1.89g，胆固醇 8.15mmol/L。血常规：白细胞计数 3.0×10^9/L，白蛋白 29g/L。肝肾功能正常，血压 130/90mmHg。服环孢素（每天 2 粒）及其他中西药物 2 年，尿蛋白始终不降。无明显发热、呕吐、水肿、咳痰、腰痛。舌淡红苔白厚腻，脉沉滑，

诊断：脾虚湿盛，精微失约。治则：益气升阳，化浊束精。

处方：升阳益胃汤加减。

用药：黄芪 30g，清半夏 15g，陈皮 15g，茯苓 15g，白术 15g，黄连 3g，柴胡 10g，泽泻 20g，党参 15g，甘草 10g，葛根 15g，萆薢 30g，地骨皮 30g，石菖蒲 15g（后下），独活 15g，茵陈 30g，枳实 15g。

上方加减治疗 1 个月，腑气通畅，胃脘、后背灼热减轻，仍胃脘痞满，口唇干，尿中泡沫无明显变化，舌淡红略暗、苔薄淡黄腻根厚，脉左缓右滑，24 小时尿

蛋白定量 1.07g。

处方：黄芪 20g，清半夏 15g，陈皮 15g，茯苓 20g，白术 15g，黄连 6g，柴胡 10g，泽泻 25g，党参 15g，甘草 10g，石菖蒲 15g（后下），茵陈 30g，枳实 15g，白芍 10g，羌活 10g，独活 10g，防风 10g。

半月后，尿中泡沫明显减少，胃脘痞满仍然突出，余症近消，复查 24 小时尿蛋白定量 0.7g，停用环孢素，舌淡红苔白腻，脉滑。再以辛开苦降为大法。

处方：清半夏 15g，黄芩 10g，黄连 3g，党参 15g，干姜 10g，枳实 15g，苍白术各 15g，甘草 10g，茵陈 20g，陈皮 15g，瓜蒌 20g，茯苓 15g。

上方加减治疗半月，胃脘痞满消失，舌淡红苔薄白腻，脉略滑。2018 年 1 月 26 日复查 24 小时尿蛋白定量 0.33g，至 3 月初，24 小时尿蛋白定量 0.13g。后随访 2 年，24 小时尿蛋白定量始终控制在 0.10g 之内。

【附注】此病人西医经肾穿刺确诊为肾病综合征，经西药治疗，尿蛋白经久不降，加用环孢素也无明显效果，遂转中医治疗。四诊合参，发现此人肾系症状并不明显，相反却以中焦脾胃症状表现突出，且虚实夹杂，"中气不足，溲便为之变"是也。其中，乏力、腹部及后背灼热，为中气不足，阴火上升；胃脘痞满、舌淡红苔白厚腻、脉弦滑，为湿浊痰塞，壅滞不通。如此虚、火、湿、郁（瘀）错综交织，影响脾胃运化，导致津液输布异常、精微不循常道，漏下而为尿蛋白。初以升阳益胃汤健运中气、化湿降浊、敛涩精微，欲求脾胃健运复常、津精归于正化，尿蛋白逐渐降低，收初效。当时在虚实两端（乏力与胃痞、舌苔厚腻之间）欲求兼顾，但"胃脘痞满"的临床症状并无本质性改善，后单刀直入，从胃痞入手，径用半夏泻心汤辛开苦降、调和脾胃，终收湿郁开化、脾胃健运、水津四布、五经并行、精微复常之效。中西医结合本可取长补短，提高疗效，但必须有机结合，不可生搬硬套，如西医之"肾"未必是中医之"肾"，不可简单将中医的脏腑等同于西医的脏器，而西医的各种诊疗、辅助检查皆可借鉴，但不可作为中医处方用药的根本依据，必须望闻问切、四诊合参，如此才是中医亘古不变的准则、保证疗效的法宝！

例58 犀羚白虎汤治疗脑出血高热案

赵某，女，83岁，2016年7月29日。脑出血入院第 5 天，神志不清，高热，T 39℃左右，偶有轻度寒战，无汗，咳痰，色黄，便通，肌力、肌张力基本正常，无明显抽搐、呕吐，舌淡红苔薄白，脉弦滑数。

诊断：风僭热灼，蒙蔽清窍。治则：平肝息风，清热化痰。

处方：犀羚白虎汤加减。

用药：羚羊角粉 3g（冲服），水牛角 30g，石膏 30g，知母 10g，桂枝 15g，钩藤 20g（后下），桑叶 30g，地骨皮 30g，菊花 30g，白芍 20g，生牡蛎 30g，滑石 15g，甘草 10g。每次服半剂，8 小时 1 次。

二诊（8月2日）：T 37.6~38.8℃，神志时清时昧，循衣摸床，无寒战，便溏（其中一次大便泻下甚多），少量白痰，舌淡红苔薄白，脉右缓、左滑。药已中的，大剂再进。

处方：羚羊角粉 4g（冲服），水牛角 30g，石膏 50g，知母 15g，桂枝 15g，甘草 10g，钩藤 30g（后下），生牡蛎 50g，地骨皮 30g，白芍 30g，滑石 15g，桑叶 30g，青蒿 30g（后下），生姜 10g。每日 1 剂，再服 6 剂。

三诊（8月8日）：热退身和脉静，但出现胃瘫，胃液潴留，每天 200~300ml。将大寒之剂易为清补之方。

处方：竹叶 15g，滑石 15g，地骨皮 20g，党参

15g，生姜 20g，姜半夏 15g，茯苓 15g，甘草 10g。

服药 5 剂，脾气健运，潴留液消失，遂转入普通病房，以桃红四物汤、菖蒲郁金汤加减调理，化瘀除湿、开窍醒神，善后治疗。

【附注】"血之与气并走于上，则为大厥，厥则暴死，气复反则生，不反则死。"脑出血导致中枢性高热，可以理解为热入营血，直需凉血散血，仍可透热转气。羚羊角、水牛角咸寒，清营凉血，兼可平肝镇逆息风；白虎汤辛甘大寒，直折鸱张邪热；牡蛎、滑石平潜清热，以助其效，气血两清；桂枝辛温解表，与大剂寒凉药配伍，相反相成，协助退热，通行血脉，可防冰伏血凝，表里兼顾，恢复期促进瘀血吸收；泻白散清肺化痰，使痰瘀分消，则邪热孤立，且以桑叶代桑皮，清肺之外，兼可清肝止血。二诊加入时令药青蒿辛凉清解，"体若燔炭，汗出而散"。方中多为寒凉之药，易损伤中阳，寒饮内生，导致胃液潴留，故加生姜温胃化饮；常见食材看似普通，关键时刻仍担重任！至于痰瘀交融、蒙蔽清窍之患，需抽丝剥茧，徐徐缓图！

例 59　　六安煎治疗多痰嗽症案

陈某，男，70 岁，2018 年 9 月 27 日。咳痰 35 年，色白，质黏，量多，纳可，尿频，时有小便混浊，便通，既往膀胱癌术后 3 年，定期复查，未见复发转移，无明显发热、恶心、呕吐、咳嗽、胸闷、咯血、多汗、乏力，舌淡胖苔薄白，脉滑。

诊断：脾困失运，痰湿壅盛。治则：健脾助运，化痰除湿。

处方：六安煎加减。

用药：法半夏 15g，陈皮 15g，茯苓 15g，白芥子 10g，枳实 10g，白术 15g，浙贝母 10g，旋覆花 15g，郁金 15g，杏仁 10g，桔梗 15g。

服药月余，无明显效果，咳痰依旧，颇感无奈。一日闲聊时，病人自述年轻时为屠夫，每于屠杀牲畜后，趁余温未凉，吞服腹腔内脂肪 1 碗，甚觉舒爽！此习惯持续 1~2 年之久！恍然顿悟："过食肥甘，内生湿滞。"

处方：法半夏 15g，陈皮 15g，茯苓 15g，白芥子 10g，枳实 10g，白术 15g，海藻 20g，浙贝母 10g，旋覆花 15g，郁金 15g，补骨脂 10g，杏仁 10g，桔梗 15g，海浮石 15g，山楂 30g，莪术 10g，苏子 15g，莱菔子 20g，皂角子 10g。

10 剂，制为水丸，每服 15g，每天 3 次，缓图收效，并嘱其饮食清淡，适当锻炼。前后治疗 2 年，痰涎蠲除。

【附注】古人咳、嗽分论，有声无痰为咳，有痰无声为嗽，此例为"过食肥甘"之嗽症无疑。脾为生痰之源，肺为贮痰之器。痰湿壅滞，脾气困顿，加之癌毒侵蚀，手术切除，进一步耗伤正气，运化失职，又聚湿生痰，上贮于肺，形成恶性循环，治疗当祛痰化浊、健脾助运为大法，标本兼顾。二陈汤为燥湿化痰之基础方，加杏仁、白芥子成六安煎，为景岳之方，可增强化痰之力，搜剔皮里膜外；天下无倒行之水，人身无逆行之痰，枳实破气导滞、主降，桔梗为舟车之剂、载药上行、主升，升降通行，气顺痰消；诸花皆升，旋覆独降，又善化老痰；白术健脾助运，攻补兼施，阻断生痰之源；三子养亲汤专主痰涎壅盛；皂角子荡涤沉痰宿垢，"黏痰黏肺，非此不除"；痰凝易气滞，气滞可血壅，郁金化瘀，可促进痰液与气管剥离；海藻、浙贝母、海浮石化痰散结，兼可除癌瘤复发之隐患；肾为水脏，乃先天之根本，又与膀胱互为表里，以补骨脂温补肾气，以助化痰，又补膀胱癌术后之虚损；山楂活血化瘀、消肉食化积滞。总和成方，收脾健气顺痰消之效，30 余年之顽痰终得豁除。

例 60　生姜泻心汤合枳术丸治疗胃癌术后胃瘫案

李某，男，56 岁，2018 年 3 月 18 日。胃恶性肿瘤术后 1 周，胃瘫，每天胃潴留液约 300～400ml，胃脘痞满，恶心，少量排气排便，肠鸣音减弱，无明显发热、胃痛、呕吐、黑便、肠型，舌淡红、有齿痕、胖大，苔薄白腻，脉略滑。

诊断：胃瘫。治则：辛开苦降，化饮和胃。

处方：生姜泻心汤、枳术丸合方化裁。

用药：清半夏 15g，黄芩 10g，黄连 3g，党参 15g，生姜 30g，生甘草 10g，枳实 15g，苍白术各 15g，茯苓 30g，苏叶 15g（后下），旋覆花 15g，香附 15g。

嘱其少量频服，服药 5 剂，胃痞、恶心减轻，肠鸣音增强，排气排便增多，胃潴留液每天约 200ml。上方去苏叶、旋覆花、香附，加桂枝 15g、大腹皮 20g，改清半夏 20g，再进 5 剂，潴留液基本消失，可进少量流食，遂以香砂六君子汤调理善后。随访 3 个月，恢复良好，饮食、二便正常。

【附注】胃瘫，又称胃麻痹，是以中上腹饱胀、恶心、阵发性呕吐、体重减轻、伴胃液潴留为主要表现的一种临床综合征，但不是机械梗阻引起的胃排空障碍，主要见于胃部分切除以及腹部其他大手术后。中医认为，六腑以通为用，以降为和，传化物而不藏，实而不能满。如果手术损伤、瘀血阻滞、湿浊困遏等诸多原因影响脾胃受纳、腐熟、运化水谷精微的功能，即可导致运化失常，出现胃瘫。胃液潴留属于水饮停胃，影响脾胃运化，致气机升降困厄，引起痞满闷堵。《伤寒论》157条："伤寒汗出，解之后，胃中不和，心下痞鞕，干噫食臭，胁下有水气，腹中雷鸣下利者，生姜泻心汤主之。"彼则源于伤寒外邪侵入，此则源于胃癌术后内伤。彼则水饮停聚，激荡胃肠，则腹中雷鸣；此则水饮困厄，脾胃运化无力，则肠鸣音减弱。彼则水饮食滞，故而干噫食臭；此则术前空腹，术后禁食，胃液潴留。虽外在表现相悖，但"胃中不和，心下痞鞕……有水气"等本质表现相符，故仍可以此方主之。生姜辛热温中散寒，化饮和胃，走而不守；半夏降逆和胃，辛以散结；黄芩、黄连苦寒健胃，降泄解毒；党参、白术健脾益气，甘温补中助运化；枳实行气导滞消胀，通补兼施，寒热并用；甘草调和诸药，补益中气。合而成方，辛开苦降，升降调和，健脾和胃，化饮消痞，"陈莝去而肠胃洁，癥瘕尽而荣卫昌"，饮化气畅痞消，胃和脾健，受纳腐熟，运化复常，胃瘫自愈。

关于"禁食水"：西医认为，胃瘫病人胃黏膜水肿、胃液潴留、胃蠕动功能降低（甚至暂时丧失），一般主张禁食水，自然中药汤剂也在其列！但是中药汤剂不是一般意义上的"水"，它是以少量的水为载体，将药物送达病灶，发挥消除黏膜水肿、排出潴留液、恢复胃肠蠕动功能的作用，经多年数以千例病人临床证明，合理应用中药对胃瘫的治疗效果确切！

 例 61 三石汤、小柴胡汤、升降散、茯苓甘草汤治疗自身免疫性脑炎发热、抽搐、多涎案

吴某，男，37 岁，2019 年 11 月 6 日。因反应迟钝入院，渐至昏迷，并出现抽搐，脑电图提示存在棘波，MRI 提示双侧额叶、左侧颞叶皮质异常信号，脑脊液和血谷氨酸脱羧酶 65（GAD65）阳性，确诊为自身免疫性脑炎、继发癫痫，气道维持能力差，气管切开，现呼吸平稳，指氧饱和度良好，在镇静、镇痛、止抽治疗下，仍出现口角抽搐，发热，T 38℃左右，肺部感染基

本控制，无尿路和血行感染证据，少量白痰，大便2~3天1次，所奇者口水甚多、每天可达3 000ml、清稀、无特殊味道，血压、肝肾功能、血液分析基本正常，无明显呕吐、四肢抽搐、水肿，舌淡红苔薄白，脉弦滑数。

诊断：风阳上僭，水热互结，窍闭神昏。治则：平肝清热息风，温胃降逆散水。

处方：三石汤、小柴胡汤、升降散、茯苓甘草汤合方化裁。

用药：石膏30g，牡蛎30g，滑石15g，柴胡20g，黄芩10g，党参15g，蝉蜕12g，僵蚕20g，姜黄15g，大黄5g（后下），桂枝20g，茯苓20g，钩藤30g（后下），生姜25g，甘草10g。

二诊（11月11日）：热退，口角抽搐消失，口水明显减少、每天最多1 000ml，大便通畅，仍昏迷，舌淡红苔薄白，脉滑。

处方：蝉蜕12g，僵蚕20g，姜黄15g，酒军5g，桂枝20g，白术15g，茯苓30g，泽泻20g，牡蛎30g，石菖蒲30g（后下），郁金15g，钩藤20g（后下），葛根30g，天麻10g，生姜15g，甘草10g。

三诊（11月16日）：神志时清时昧，口水进一步减少、每天少于100ml，无明显抽搐，便通，四肢肌力、肌张力基本正常，舌淡红苔薄白，脉滑。

处方：石菖蒲 30g（后下），郁金 15g，天麻 10g，钩藤 15g（后下），枳实 15g，白术 15g，牡蛎 30g，葛根 30g，甘草 10g。

调理善后，转入普通病房，继续恢复期治疗。

【附注】此例病人以昏迷、发热、抽搐、口水多请会诊。其中，昏迷、抽搐为肝风内动、蒙蔽清窍；发热为中枢性和感染性双重原因导致，中医则认为与肝阳上亢有关；唯独口水奇多，西医无恰当合理解释，中医认为肝阳（风）横逆，乘克中土，失于健运，水湿泛滥，上涌而出，与脑水肿可视为水饮上犯的颅内、颅外不同表现。治疗上应以清肝、平肝、疏肝、退热、息风、止痉、开窍、温胃散水为纲。三石汤（寒水石缺药，以牡蛎代之）甘寒清热、重镇息风，小柴胡汤疏利肝胆、和解退热，升降散疏调气机、平潜降逆、通腑降浊、泄可去闭，茯苓甘草汤温胃化饮、通阳利水。服药5剂，即收热退、抽止之效，口水也得蠲化，二诊专注升降散平肝、苓桂术甘汤通阳化饮、菖蒲郁金汤开窍促醒。三诊则以天麻钩藤饮平息余邪（风），枳术丸通补脾胃、净化水湿之源，葛根、牡蛎升清降浊，注重神志恢复，提高生活质量。

例 62　犀羚白虎汤、小柴胡汤、升降散治疗脑出血昏迷、发热案

张某，男，46岁，20天前突发头痛，伴右侧肢体活动障碍，失语，恶心，呕吐（胃内容物），逐渐意识不清。CT提示左侧丘脑出血破入脑室，遂行双侧脑室外引流术、腰大池引流术，术后症状缓解。2020年9月4日再次出现意识不清，CT提示：①左侧丘脑出血破入脑室，血肿吸收期，脑干低密度影部分模糊；②左侧脑室引流术后，右顶部引流管走行区及脑室内血肿，右侧硬膜下出血；③脑室扩张，脑白质稀疏；④双侧额叶软化灶，左侧颞枕分水岭区新发缺血性脑梗死灶；⑤两肺背侧坠积性炎症；⑥腹腔游离气体。既往：高血压、糖尿病，不规律服药。以昏迷和发热于9月14日请中医会诊。

刻诊：意识不清，T 39.3℃，刺痛可定位，呼吸不畅，咳痰、色白、量多，大便4天未解，无明显抽搐、水肿、多汗、呕吐，双瞳孔正大等圆、直径2.5mm，双侧巴氏征（+），肌张力正常，舌淡红苔白腻，脉滑。

诊断：肝阳上亢，风中脏腑。治则：平肝息风，清热化浊。

此病人有高血压、糖尿病的基础，类似于水不涵

木，加之服药不规律，出现肝阳暴涨，引动肝风，冲逆上行，导致血管破裂，"血之与气并走于上，则为大厥，厥则暴死，气复反则生，不反则死"，故而降气降火、潜阳息风为首要治则，加之病人舌苔白腻、咳痰、有坠积性肺炎，又提示兼加痰湿蕴肺。镇肝熄风汤虽可息风潜阳，但方中滋水涵木的天冬、玄参过于滞腻而对痰湿不利，且清热之力不足，而白虎汤辛甘大寒为阳明经气分证主方，加犀角（水牛角代替）咸寒、清热凉血，羚羊角平肝息风清热，气血两清，重镇潜阳，更适合作为主方；小柴胡汤本为和解少阳，肝为将军之官，不可过于强潜猛镇，适合因势利导，柴胡虽有升发提透之患，但配合升降散疏调气机，潜降安和，可发挥清肝、平肝、清热、息风之效；大黄釜底抽薪，"泄可去闭"；菖蒲郁金汤化痰开窍促醒。

用药：水牛角 30g，羚羊角 3g（冲服），石膏 30g，知母 15g，柴胡 20g，黄芩 10g，蝉蜕 10g，僵蚕 15g，姜黄 15g，大黄 5g（后下），石菖蒲 15g（后下），郁金 15g，薏苡仁 30g，牡蛎 30g，葛根 30g，甘草 10g，生姜 10g。

二诊（9月17日）：服药半剂，数小时后开始出汗，至凌晨体温下降到 37.7℃，其间最高体温 38.3℃，呼吸不畅，白痰量多，可自行排便、约 2 天 1 次，舌淡红苔薄白腻，脉滑。上方去黄芩、薏苡仁，加金银花 30g、连翘 30g 清热解毒、透热转气，天竺黄 15g 清化热痰兼以息风定惊，蜈蚣 2 条、地龙 15g 平潜息风通络。

三诊（9 月 26 日）：神志不清，T 37～38℃，呼吸趋于平稳，白痰减少，大便 1 天 1～3 次，脑室外引流通畅，每天约 60ml，舌淡红苔白腻，脉略滑。热势已得辑敛，去犀羚白虎汤之大寒，保留小柴胡汤之疏解清化、升降散之疏调平潜，菖蒲郁金汤芳香化浊、化痰开窍，泽泻汤淡渗利湿、改善脑水（血）肿，牡蛎咸寒潜降下行，而桂枝温通，一者利于化饮，二者防冰伏困厄，三者可促进瘀血吸收，为后期促醒做好铺垫。

用药：柴胡 15g，黄芩 10g，蝉蜕 10g，僵蚕 15g，姜黄 15g，大黄 5g，牡蛎 30g，蜈蚣 1 条、地龙 15g，石菖蒲 25g（后下），郁金 15g，泽泻 20g，白术 15g，葛根 30g，桂枝 15g，甘草 10g。

四诊（10 月 2 日）：神志有所好转，连续 4 天体温 36℃，呼吸平稳，白痰减少，大便 1 天 1～3 次。CT 示脑室不大，无脑脊液引出。舌淡红苔白腻，脉略数。鉴于热退、便溏，撤掉寒凉，保留清化平潜，加强化痰开窍之力，同时化瘀利水、温通经脉，以菖蒲郁金汤合升降散、泽泻汤加减。

用药：蝉蜕 10g，僵蚕 15g，姜黄 10g，酒军 6g，石菖蒲 15g（后下），郁金 15g，泽泻 20g，白术 15g，葛根 30g，桂枝 15g，茯苓 15g，牛膝 30g，水红花子

30g，当归 15g，甘草 10g。

五诊（10月9日）：体温始终正常，精神困顿不振，舌淡红苔薄白，脉缓偏沉。以益气通络、化瘀开窍、醒神益智为治，予三两三、桃红四物汤、菖蒲郁金汤加减。

处方：黄芪 30g，鸡血藤 30g，当归 15g，桂枝 15g，赤芍 15g，白芍 15g，钩藤 15g（后下），地龙 15g，葛根 30g，枳实 15g，白术 15g，天麻 10g，郁金 15g，甘草 10g，石菖蒲 20g（后下），桃仁 10g，红花 15g。

后转入康复院区继续治疗。

 例 63　升麻解毒汤治疗口腔扁平苔藓案

李某，女，60 岁。2016 年 8 月 15 日。患口腔扁平苔藓 5 年，间断治疗，时轻时重。近半月因饮食不慎加重，灼热疼痛，严重影响进食，两侧口腔黏膜散在充血、糜烂、白纹、口干、大便干结，无明显发热、咳痰、口苦，舌淡红苔黄厚腻，脉缓。素患甲状腺功能亢进症、高血压、强直性脊柱炎，长期服用西药维持。

诊断：湿热瘀毒，灼伤黏膜。治则：化湿解毒，消瘀祛腐。

处方：升麻解毒汤加减。

用药：升麻 30g，甘草 30g，麦冬 15g，玄参 30g，牡丹皮 15g，生薏苡仁 30g，土茯苓 30g，酒军 5g。水煎服，每日 1 剂。

二诊（8 月 23 日）：大便通畅，口腔灼热疼痛无明显变化，舌淡红苔薄淡黄腻，脉缓。前方去酒军、麦冬，加天花粉 30g、槐花 15g。

加减治疗 1 个月，口干、口腔灼热疼痛明显减轻，口腔黏膜散在充血、糜烂、白纹有所减轻，舌淡红苔薄白腻，于是加服自拟平藓化毒丸（青黛、山慈菇、蜈蚣、全蝎、血竭、肉桂、冰片，为末，过 180 目筛，炼蜜为丸，每丸重 15g），每日 3 次，每次 1 丸，含化，加减治疗 5 个月后基本痊愈，充血、糜烂、白纹的面积缩小 80%～90%，灼热疼痛基本消失。嘱其饮食清淡，避免辛辣刺激。随访 1 年未加重。

【附注】口腔扁平苔藓分为萎缩型、糜烂型，是一种伴有慢性浅表性反应的黏膜角化异常性疾病，发病率为 0.15%。口腔扁平苔藓的病因和发病机制目前仍不明确，很多学者认为可能是自身免疫性疾病。在中医学上，此病属于口蕈、口疮、口糜、口癣、口破、口疳范畴，与全身脏腑功能失调密切相关。口腔是整个机体的组成部分之一，是消化道的门户，与各脏腑联系密切，各经络也在口腔循行交会。本病多由热、湿、毒积聚，或气滞血瘀，气血失和，湿热循经上逆，或阴虚内热熏蒸于口，或肝郁血虚，化火上炎而致。升麻解毒汤源于《华佗神医秘传》，原方为升麻一两、甘草一两、麦冬半两、牡丹皮半两，以大量升麻清热解毒，直折其燔灼之炎（宋金之前，升麻主要作为清热解毒药应用，朱肱有"无犀角以升麻代之"之说，可见其清解之功绝非公英、地丁、银花、连翘之属所能比拟，自东垣之后其作用演化以"升举"为主。据笔者个人体会：欲解毒清热用量30g，欲升举用量5g可也）；另"燥万物者莫熯乎火"，火热内盛，必耗气伤阴，大量甘草清热解毒之外，更可扶养中气、甘守津还；麦冬养阴滋燥，清心除烦；血得温则行，得寒则凝，得热也凝，牡丹皮清热凉血消瘀。药仅四味，组方严谨，效专力宏。自拟平藓化毒丸中，青黛清热解毒、凉血消斑；山慈菇又名"冰球子"，清热解毒，防癌抗癌，防微杜渐，以防传变恶化；蜈蚣、全蝎性善走窜，解毒通络，直捣窠臼，搜剔深在瘀毒；血竭活血化瘀，去腐生肌；肉桂辛热温通，以为反佐，可防诸般凉药冰伏不化；冰片辛凉透达，芳化凉解，促进透皮吸收。诸药合用，直达病灶，解毒祛腐，保护、修复黏膜，与升麻解毒汤内服合用，兼顾局部与整体，双管齐下；扁平苔藓属于实（湿）热证者，用此方多有效验。另外，对于口腔溃疡、痤疮、毛囊炎属于热毒型者都有明显效果。自拟平藓化毒丸具有一定刺激性，口腔扁平苔藓严重时，不建议直接含服，应先用汤剂缓解症状及口腔黏膜充血、糜烂、白纹减轻之后，再跟进同时应用，提高疗效，巩固治疗。

例64　金匮肾气丸治疗胃瘫案

曹某，男，64岁，2016年2月15日。肝门部胆管癌术后，胃瘫5个月，上腹胀，肠鸣音减弱，气便通而不畅，咳痰色白，多涎，小便不畅，无明显发热、恶心、呕吐、腹痛，舌淡红胖、苔薄白、脉沉缓。

处方：桂枝去芍药加麻辛附子汤合枳术丸化裁。

用药：桂枝20g，炮附子10g，麻黄6g，细辛3g，生姜12g，枳实15g，白术20g，甘草10g，茯苓20g。

二诊（2月19日）：大便1~2次/d，小便渐通畅、300~400ml/次，胃脘胀满，气通不畅，肠鸣音仍弱，舌脉同前。前方加沉香 3g（冲服）。

三诊（2月24日）： 口干，喜冷饮，时反苦水、酸水，气便较前略通畅，舌淡红胖、苔薄白腻，脉沉缓偏弱。上消化道造影提示胃仍不蠕动。

处方： 柴胡 15g，黄芩 10g，半夏 15g，党参 10g，桂枝 20g，生姜 10g，枳实 15g，生白术 30g，茯苓 20g，防风 12g，甘草 10g。

四诊（2月29日）： 便溏日行，肠鸣音基本正常，胃脘胀满不适，日渐消瘦，舌淡红胖、苔薄白腻，脉沉弱。

处方： 枳实 15g，白术 30g，桂枝 30g，茯苓 20g，生姜 20g，防风 12g，甘草 10g。

五诊（3月9日）： 病人体质日渐消耗，电解质紊乱，低蛋白血症，神志时有昏聩，万般无奈，勉强处方。

处方： 熟地黄 30g，山药 20g，山茱萸 20g，泽泻 15g，茯苓 10g，牡丹皮 10g，炮附子 15g（先煎），肉桂 10g，木香 15g，砂仁 5g（后下），石菖蒲 15g（后下），白术 20g，枸杞子 15g，肉苁蓉 20g，甘草 10g。

六诊（3月12日）： 服药 3 剂，病情无明显变化，减少了几分顾虑。药不更方，再进 5 剂。

七诊（3月17日）： 神清，胃脘似有轻松之感，肠鸣音略有增强，舌淡红、苔薄白腻，脉显濡缓象。山穷水尽之时，竟有柳暗花明之效，上方加法半夏 15g，再进5剂。

八诊（3月22日）： 竟有隐约饥饿感，此胃苏佳兆。效不更方，再进5剂。

九诊（3月27日）： 竟有思食意向，复查上消化道造影：已有胃肠蠕动波。准许其进少量流食，结合肠内营养。肠鸣音增强，气便渐通，饮食渐进。遂以金匮肾气丸、香砂六君子汤交替应用，前后治疗2个月，带药出院，继续门诊巩固治疗。1年后随访，肿瘤复发转移，数月后不治身亡。

【附注】此例病人治疗可谓历尽艰辛，病情逐渐恶化，险些性命不保，调整思路，奋力一搏，侥幸挽回败局！治疗初期始终立足于脾胃、中气、水（痰）饮，通补为治，未收寸效，因困扰于稠厚滞腻困胃，影响运化，而忽略肾气，危亡之际逆向思维，反常规之道而行之，竟收意外之效！可谓惊险！此例关键之处在于，熟地黄等补肾药，到底是滞腻困胃还是健脾运胃？古代善用熟地者莫过于张景岳，近代莫过于国医大师裘沛然先生！收神散、降虚火、镇躁动、制水邪、导真气、厚胃肠、为发汗化源之资……对熟地黄的认识，可谓独具慧眼，后世之楷模。此例仍然属于"塞因塞用"反治法，所不同的是，常用的"塞因塞用"是补益中气、健脾和胃的黄芪、参术之类，易于医患理解接受，而此则为稠厚重浊补肾之品，世俗多虑其滞腻不化、困厄脾胃，影响健运，然"肾者，胃之关也""五脏之伤，穷必及肾"，运用得当可收意外之效！

例 65　外用麻黄细辛附子汤治疗腹腔间室综合征案

冯某，男，66 岁，2014 年 10 月 21 日。有机磷农药中毒，坠积性肺炎，腹腔间室综合征，神志欠清，腹胀，灌肠后可排少量气便，肠鸣音减弱，咳嗽，咳痰、色黄白，双肺散在痰鸣音，肌颤，无创呼吸机辅助呼吸，血氧饱和度（SPO$_2$）97%，血尿素氮（BUN）1.5mmol/L，胆碱酯酶 2 229U/L。CT 示胆囊肿大，横结肠、降结肠扩张，积气积液。因腹胀请中医会诊，舌淡红苔薄白腻，脉略数、右寸独大、101 次 /min。当时处于"禁食水"阶段，遂给予颗粒剂。

处方：麻黄 5g，炮附子 5g，细辛 3g，大黄 5g，肉桂 5g，冰片 1g，槟榔 10g，乌药 10g，枳实 10g，艾叶 5g，生姜 10g。外敷神阙，每天 1 剂，结合艾灸。

用药 2 天，肠鸣音增强，少量自主排气。继续用药

3天后，可自主排便，腹胀逐渐减轻。

【附注】腹腔间室综合征又称腹腔筋膜室综合征，是由于不同因素（如腹壁顺应性降低、胃肠道内容物剧增、腹腔内容物增加、腹膜后容量增加、大量补液）导致腹腔内压非生理性、进行性、急剧升高，引起腹腔内器官和相关腹外器官系统功能损害的一种临床综合征。麻黄细辛附子汤原本治疗太少两感、阳虚外感之证。肺者主气，为水之上源，外合皮毛，内应大肠。麻黄、细辛温通散寒，通宣理肺；"脏寒生满病"，附子温阳散寒，加肉桂助其温通，与冰片同为透皮吸收剂，促进药物吸收；乌药、枳实、槟榔理气导滞，消胀除满。外敷神阙，一则此穴具有温阳利水、通经行气的作用，再则通过皮肤吸收，温散宣通，上可宣发肺气，通调水道，下可激发胃肠蠕动，促进积气、宿便、潴留液经肛门排出。用药后往往先出现肠鸣音增强，然后恢复自主排气排便（多为稀便，可以理解为排出潴留液），消除胀满及肠管水肿。"外治之理，即内治之理；外治之药，亦即内治之药。所异者法耳。"此方对于多种原因引起的腹胀，尤其是"禁食水"者，经千余例病人验证，轻中度者单独应用即可取得理想效果，重度腹胀应结合内服药以增其效。

例 66　麻黄细辛附子汤合栀子豉汤治疗发热案

杨某，女，64 岁，2006 年 8 月 22 日。发热 4 个月，体温 38～39℃，伴寒战，嗜睡，服药汗出热退，旋即复升，尿常规示白细胞（＋＋＋），血液分析正常，血沉 100mm/h 左右，无明显咳嗽、咳痰、恶心、呕吐、尿急、尿痛、关节疼痛等，舌淡红、苔淡黄腻，脉弦滑浮大而数、沉取无明显虚象。经中西药物治疗，尿常规正常，但体温与血沉仍居高不降，多次检查未能确诊。中药曾用过小柴胡汤、达原饮、升降散、柴白汤、三石解毒汤、藿朴夏苓汤，毫无效果。忽忆病人发热时必嗜睡，而且面色㿠白、乏力，遂毅然应用麻黄细辛附子汤合栀子豉汤加减。

处方：麻黄 10g，炮附子 15g（先煎），细辛 6g，芦茅根各 30g，栀子 10g，淡豆豉 10g，青蒿 20g（后下）。

服 5 剂，体温退至 37.5℃。前方去青蒿、淡豆豉，加干姜 10g、白术 15g，再进 5 剂，T＜36.8℃，血沉 60mm/h，面色已显红润，精神好转，气力增加，舌淡红暗、苔薄白略腻，脉略弦。邪热辑敛，复本为治。

处方：熟地黄 20g，白术 15g，炮附子 10g（先煎），黄芪 20g，当归 10g，白芍 15g，牡蛎 20g，泽泻 15g，

甘草10g。

服药7剂，无明显不适，血沉30mm/h，舌淡红苔薄白，脉略弦。嘱其早服参苓白术散、晚服金匮肾气丸1周，复查血沉23mm/h，停药。随访半年，体温正常。

【附注】此例治疗颇费周折：①困于炎症，尿中白细胞（＋＋＋），强调祛邪解毒，忽略扶正。②被腻苔脉大所困，误为阳证阳脉。③温补之法从"但欲寐"入手，才着眼于少阴，直至面色㿠白、神疲、乏力，方悟气阳之不足！外散太阳，内温少阴而热退，栀子豉汤苦寒之中兼可透发，后期培补脾肾而收功，亡羊补牢为时未晚！④温补之法亦可消炎，尤其是老年人更应注意正气，尤其是阳气为人身之根本，"若天与日，失其所则折寿而不彰"，"天之大宝只此一丸红日，人之大宝只此一息真阳"，切勿等到病人脉若游丝、手足冷凉时方才应用，否则为时过晚，已无回天之力。

例67　泽泻汤治疗后循环缺血案

边某，女，65岁，2017年10月16日。头晕昏沉3

年有余，时轻时重，重则视物旋转，如坐舟船，轻则昏蒙不清，近1周无明显原因加重，伴恶心，颈项不适，时咳白痰，胸闷不舒，纳可，便黏，体胖，血脂正常，血压136/90mmHg，脑CT未见明显异常，西医排除耳石症，考虑后循环缺血，静脉滴注药物治疗效果不佳，无明显发热、呕吐、水肿、抽搐、头痛，舌淡红苔白腻，脉滑。

诊断：痰湿眩晕。治则：淡渗化湿，升清降浊。

处方：泽泻汤加味。

用药：泽泻30g，白术15g，葛根30g，鸡血藤30g，佩兰30g（后下），枳实15g，姜半夏10g，茯苓15g，陈皮15g。

二诊：服药5剂，恶心消失，痰涎减少，胸闷得舒，头晕效果不佳，仅减一二，舌脉同前。前方去陈皮、半夏、枳实，加石菖蒲15g（后下）、郁金15g、天麻10g，改泽泻40g。

三诊：服药7剂，头晕大减，头脑清利，颈项舒缓，舌淡红苔薄白略腻，脉缓。

处方：泽泻20g，白术15g，葛根30g，茯苓15g，鸡血藤30g，甘草10g，石菖蒲15g（后下）。

调理半月，头晕未作。随访半年未复发。

【附注】"因于湿，首如裹"，"诸湿肿满，皆属于脾"，中焦脾胃者，升降之枢纽，清轻者由此而升，重浊者经此而降，气血、水湿皆赖之以运化，若湿浊困厄，或脾虚失运，清阳不升，浊阴不降，则头晕脑胀、昏蒙沉重等症接踵而来。"心下有支饮，其人苦冒眩，泽泻汤主之。"泽泻淡渗降浊、利水消肿，白术健脾益气、燥湿利水、更可固堤以防水犯，合而成方则健脾利湿，清升浊降；葛根升举清阳，上行头目，清升则浊降，如滴水之器，注入空气，则水滴加速，同一道理；佩兰又名"省头草"，有芳香化湿、开窍醒神之功；结合现代医学研究，加鸡血藤养血活血、疏通经脉，增加脑部供血；天麻平肝息风，营养脑神经。如此则湿浊蠲化，气血通行，眩晕可除！临床应用时，兼肝火上炎者加小柴胡汤，兼肝风内动者加升降散，兼气虚下陷者加升清三两三，兼瘀血阻滞者加桃红四物汤，兼阳虚者加真武汤，兼阴虚者加二至丸……变通加减可以广泛用于脑供血不足、脑水肿者，皆有肯定效果，可谓中药之"甘露醇"！

例 68　泽泻汤合二陈汤治疗星形细胞瘤术后多痰案

王某，男，60岁，2019年3月20日。脑星形细胞瘤术后10天，乏力，头昏晕沉重，痰涎壅盛，色白质黏（术前即咳痰，术后增多），纳可，便黏、日行，无明显发热、恶心、呕吐、头痛、咳嗽，舌淡红苔薄白，脉沉缓。

诊断： 痰浊蒙蔽，清窍不利。治则：化湿降浊，升清利窍。

处方： 泽泻汤、二陈汤合方化裁。

用药： 泽泻30g，白术30g，葛根30g，天麻10g，法半夏20g，陈皮20g，茯苓20g，枳实15g，郁金20g，海藻30g，浙贝母15g，旋覆花15g，生薏苡仁30g。

服药5剂，头脑清，痰涎明显减少，气便通，味秽，夜尿5～6次，舌淡红苔薄白，脉缓。

处方： 泽泻20g，白术15g，葛根20g，法半夏15g，陈皮15g，茯苓15g，枳实15g，郁金15g，海藻30g，浙贝母10g，薏苡仁30g，补骨脂15g。

调理半月，诸症消失，出院休养，定期复查。

【附注】此例脑星形细胞瘤，素痰湿壅盛，术后加重，约为手术损伤正气，运化不健。泽泻汤升清降浊，二陈汤燥湿化痰，且半夏、海藻、浙贝母、薏苡仁等化痰散结解毒又具有良好抗癌作用，化此之痰又可消彼之瘤，防微杜渐，恰可一举两得。

例69　枳术丸治疗习惯性流产、便秘案

崔某，女，33岁，2019年1月5日。珍贵儿，第10胎孕25+2周，前9胎皆流产，以习惯性便秘请会诊。卧床保胎，大便艰涩难行、干结如球、已4天未解，腹隐痛坠胀，肠鸣音减弱，排气减少，咳痰色白，体胖，每次排便虚坐努责，大汗淋漓，危及妊娠，只能间断灌肠，舌淡红苔薄白腻，脉沉弱。

诊断：脾气虚弱，运化无力。治则：健脾助运，佐以疏导。

处方：枳术丸加味。

用药：枳实15g，生白术30g，莱菔子30g，当归10g，炒白芍15g，大腹皮20g，葶苈子20g，瓜蒌20g，紫菀10g，柏子仁10g，甘草10g。

二诊：服药5剂，肠鸣音增强，排气增多，大便2~3天1次、仍然干结，痰液减少。药已中的，再进下方。

处方：枳实20g，生白术50g，莱菔子30g，当归15g，炒白芍30g，大腹皮20g，葶苈子30g，瓜蒌20g，甘草10g，柏子仁20g。

三诊：服药5剂，大便日行、明显通畅，超声示宫颈1.3cm、羊水较前减少（在正常范围），舌淡红苔薄白，脉缓。预产期4月19日。

处方：枳实20g，生白术60g，莱菔子30g，当归15g，炒白芍20g，桑寄生20g，杜仲20g，川断20g，何首乌20g，肉苁蓉20g，砂仁5g（后下），甘草10g。

继续调理，足月顺产一男婴，母子平安。

【附注】此例四诊合参，为脾虚失运、无力载胎，治疗当以健脾为首务。脾气健运，则运化有力，排便通肠，实为塞因塞用，且脾气充实，胎得载养，孕产无忧。白术本为健脾之品，更兼保胎功能，生用大量可通便，炒则健脾止泻，此中药炮制之奥妙；配伍枳实行气导滞，补而不壅，通不伤正，相辅相成，可根据虚实轻重调整枳实与白术的剂量比例，若虑枳实性锐攻破，可改枳壳性缓柔和；当归虽可养血润肠，但现代研究发现有导致流产的潜在隐患，与古代养血保胎的传统观点有出入，应慎重；白芍养血柔肝，缓急止痛，大量可通便，有"小大黄"之称，但无大黄泻下之忧患，且其缓急拘挛的作用可防治通便过程中引起的腹痛（原因有二：①宿便与肠管剥离时的刺激、牵拉；②通下时引起的肠管痉挛）；肉苁蓉、何首乌润肠通便，滋补肾中阴阳、精血以养胎元，苔腻湿滞者慎用；莱菔子、葶苈子、瓜蒌通便之中兼可理肺化痰，脉虚气弱者避免单独使用。另外，枳术丸通过调节、促进排便，降低腹内压，也能间接起到安胎的作用。

例 70 小半夏汤合苏连饮治疗乳腺癌化疗恶闻食臭、呃逆案

孙某，女，45 岁，2020 年 4 月 4 日。乳腺癌术后化疗第 2 次，因呃逆请会诊。当时到病房会诊，却未见到病人，其子说母亲因无法忍受临床病人饮食气味，每于他人用餐时宁可躲进厕所！

刻诊： 恶闻食臭，否则呃逆频繁、声低，恶心，不闻食物气味则呃逆、恶心缓解，神疲，少量白痰，纳

呆，便通，血谷丙转氨酶112U/L，谷草转氨酶76U/L，无明显发热、呕吐、咳嗽、腹痛、多汗，舌淡红胖、苔薄白，脉沉缓。

诊断：余毒未尽，胃失和降。治则：降逆和胃，芳香化浊。

处方：小半夏汤、苏连饮合方化裁。

用药：姜半夏20g，生姜15g，苏叶10g（后下），黄连3g，砂仁5g（后下），藿香15g（后下），茵陈30g，陈皮15g，茯苓15g，甘草10g，薏苡仁30g，白芍15g。

此药服1剂，呃逆、恶心即消；服2剂，竟知饥思食；服5剂之后，胃开纳进，痰消，转氨酶正常，舌淡红苔薄白，脉缓，遂以归芍六君子汤加减，顺利完成化疗！嘱其每次化疗之前，服香砂养胃丸1周，未雨绸缪。

半年后随访，一般情况良好，已恢复工作。

【附注】病人受癌毒、药毒侵害，脾胃首当其冲，运化失常，升降违和，饮食难纳，恶闻食臭，强加与之，则呃逆、恶心俱见。治之之法，小半夏汤、苏连饮和胃降逆以治其标，藿香、砂仁芳香化浊更疗其本，更以二陈汤燥湿化痰，茵陈化湿和胃、疏肝降酶，白芍、薏苡仁缓急拘挛，药虽平淡，精当组合，仍可对抗细胞毒药之损伤。另外，对于恶心、呕吐等胃气上逆病人，用药尽量精练，而且避免应用气味过强的药物，服药时可采取少量频服，或于服药前20分钟嚼服生姜1~2片，防止药物吐出。

 例 71 **吴茱萸汤合甘草泻心汤治疗小脑肿瘤术后恶心、呕吐案**

冉某，男，28 岁，2012 年 6 月 9 日。小脑肿瘤术后 1 周，恶心，偶有呕吐胃内容物，脘痞，纳呆，多涎、质稀，感觉咽部发咸，口腔溃疡灼热疼痛，大便不畅，血压正常，无明显发热、咳嗽、头痛，舌淡红略暗苔薄白，脉弦滑。

诊断：寒热交织，痰凝脾胃。治则：温胃降逆，清化消痞。

处方：吴茱萸汤、甘草泻心汤合方化裁。

用药：吴茱萸 10g，法半夏 20g，生姜 15g，党参 15g，黄连 3g，黄芩 10g，苏叶 10g（后下），甘草 15g。

二诊（6月15日）：服药3剂，突发吞咽困难、憋闷、冷汗，吐出大量痰涎及胃内容物后缓解，恶心、呕吐、痰涎随即消失，口腔溃疡也明显减轻，大便通畅，舌淡红苔薄白，脉弦缓。以归芍六君子汤调理善后。

【附注】《伤寒论》243条："食谷欲呕，属阳明也，吴茱萸汤主之。"309条："少阴病，吐利，手足逆冷，烦躁欲死者，吴茱萸汤主之。"378条："干呕，吐涎沫，头痛者，吴茱萸汤主之。"3条原文中，吴茱萸汤开列了5个症状：头痛、手足逆冷、烦躁、呕吐（涎沫）、下利。本例中涉及243条和378条的呕吐、涎沫，治疗过程中出现的憋闷、冷汗与309条相类似。经临床观察，口中味咸者多为寒证，病位在肝肾，吴茱萸之温阳散寒恰为其用。经方的应用或病机相同或症状相似，二者取其一，皆可获得理想效果。经过千年的临床实践，大浪淘沙，能流传下来的都是精华！甘草泻心汤是治疗狐惑（或直接说是口腔溃疡）的经典名方，其辛开苦降恰恰适合本案脘痞之症，待中焦开豁，自然升降复常，气顺痰消。归芍六君子汤为后世治疗脾胃病基础方，健脾和胃，益气养血，化湿降浊，脾胃病后期调理大多不出其右。

例 72　四逆散、升降散、橘枳姜汤、旋覆花汤治疗劳力性心绞痛案

刘某，男，68 岁，2017 年 1 月 23 日。活动后胸闷1 个月。心电图：S-T ⅡⅢ、aVF、v1~v5 下移 0.2mV，T v1~v5 低平，T Ⅱ、Ⅲ、aVF 倒置。运动试验阳性。冠状动脉造影：左前降支（LAD）近段狭窄 85%，对角支近段狭窄 90%，右冠状动脉（RCA）中段狭窄 80%。确诊为冠心病、劳力性心绞痛，建议冠脉支架置入，因各种原因未能置入，转请中医治疗。

刻诊：胸闷，于活动后发生，从教室走到百米之外的操场，即可引起明显胸闷，必须就地休息并含化消心痛而后缓解，咳少量白痰，否认高血压、糖尿病、高脂血症，无烟酒嗜好，无明显胸痛、头晕、多汗，舌淡红苔薄白，脉弦。

诊断：肝郁气滞，胸痹不通。治则：疏肝解郁，宽胸除痹。

处方：四逆散、升降散、橘枳姜汤、旋覆花汤合方化裁。

用药：醋柴胡 20g，枳实 20g，白芍 15g，桂枝15g，陈皮 15g，旋覆花 15g，郁金 15g，甘草 10g，葛根30g，蝉蜕 10g，僵蚕 15g，姜黄 15g，香附 15g。

治疗 2 周，效果不明显。前方加石菖蒲 20g（后下）、瓜蒌 30g、红景天 30g，继续治疗 2 周，症状有所缓解；效不更方，继续服药 3 周，胸闷明显减轻，可以从教室到操场往返 2 次，日常活动也不会诱发明显心绞痛，舌淡红苔薄白，脉弦、沉取有缓象。

处方：醋柴胡 15g，枳实 20g，白芍 15g，桂枝 15g，陈皮 15g，旋覆花 15g，郁金 15g，葛根 30g，蝉蜕 9g，僵蚕 15g，姜黄 15g，石菖蒲 15g（后下），瓜蒌 30g，红景天 30g，苍白术各 15g，白芷 15g（后下），苏叶 15g（后下）。

加减治疗 3 周，临床症状基本消失，将上方 10 倍量制成丸剂，长期巩固维持治疗。

2 年后随访：丸剂坚持服用，复查心电图示 S-T $_{II}$、$_{III}$、$_{aVF}$、$_{V1-V5}$ 下移 0.1mV、T $_{II}$、$_{III}$、$_{aVF}$、$_{V1-V5}$ 低平，运动试验可疑阳性，一般情况良好，无明显不适，日常生活自理，未发生明显心绞痛。

【附注】胸痹者，胸膺不展，经脉不通，或气滞壅塞、或血瘀阻滞、或寒凝不化、或痰饮盘踞、或气虚下陷……常规认为，闷者为气滞，痛者为血瘀，此例以胸闷为主症，加之脉弦，为气滞无疑；血行脉中，气行脉外，气病可及血，但未必及血，即使导致血病，也需分辨轻重缓急，加之西医之血管未必是中医之血脉，不可按图索骥，生硬结合。本案治疗自当以行气疏导为主，调理气机当以肝为要。四逆散为理气之基础方，其中柴胡疏肝主升，枳实理气主降，条达气机升降出入；白芍酸收，散中有敛，相反相成，可防疏散太过、理气不成反破气之患；白芍、甘草酸甘化阴，又可防柴、枳之辛燥；药虽四味，却将气机之运行，尽皆调制，不愧为医圣之妙笔！升降散疏调气机，兼可平肝，且蝉蜕、僵蚕性善走窜，长于搜剔，深入经络，直达窠臼，配合橘枳姜汤、旋覆花汤行气宽胸除痹，合力调气而"血管"畅通，为中医辨证之妙！本案西医谓之冠状动脉血管之病，中医辨证为气分之疾，西医谓之心脏之病，中医责之肝气之患，可见中西医结合应深入本质，才能融会贯通，运用自如！反之，若机械套用西医之血管为中医之血脉，治疗偏执于活血化瘀、扩张血管，则差之毫厘、谬以千里，恐难收预期之效！另外，冠脉支架、搭桥为西医之强项，确能救危亡于顷刻，值得中医学习，但"高速公路"通行，也未必能到家，曲径陡途仍需努力前行，中医中药仍有作为，不可放弃！本案遗憾之处在于，病人未复查冠脉造影，没有确切对比！

例 73　抵当汤治疗心绞痛案

　　汪某，男，69 岁，2017 年 11 月 26 日。心前区刺痛，伴轻度胸闷，阵发性，向后背及左上肢放射，易于劳累和受凉后发生，每次持续 10 分钟左右，休息、含化硝酸甘油后可缓解，纳可，便秘干结、2~4 天 1 次，无明显咳痰、头晕、心悸，既往高血压、糖尿病。冠脉造影提示左前降支严重钙化成角，球囊扩张不开，也不能旋磨，无法置入支架，建议冠脉搭桥。患者心存疑虑，迟疑难决，试探中医治疗。视其舌淡红、有瘀斑 4 处，苔薄白，持其脉涩。

　　诊断：瘀血胸痹。治则：破血逐瘀，宽胸通痹。

　　处方：抵当汤加减。

　　用药：水蛭 6g（冲服），桃仁 15g，桂枝 15g，红花 15g，醋延胡索 15g，琥珀 5g（冲服），莪术 15g，大黄 5g（后下），党参 15g，五灵脂 15g，细辛 3g。

　　服药 1 周，大便通畅，心前区疼痛无效。前方去大黄，改酒军 9g，加枳实 15g、赤芍 30g，服药 3 周，同样体力活动时，心前区刺痛有所减轻，便通，舌脉同前。前方去酒军、细辛，改水蛭 9g，加牛膝 30g、当归 30g，继续治疗 5 周，日常活动不会诱发心绞痛，舌淡红，其中 2 处瘀斑似有变淡，苔薄白，脉略显缓象。效不更方，继续治疗4周，同样体力劳动不会诱发心绞痛，改处丸剂缓服。

处方：水蛭100g，桃仁100g，红花100g，桂枝100g，延胡索100g，郁金100g，肉桂50g，琥珀50g，莪术100g，姜黄100g，赤芍100g，枳实100g，川芎100g，当归100g，山楂100g，西洋参100g，牛膝100g。为末，另以鸡血藤600g，煎汤代水，制成浓缩丸，每服15g，每天3次。

一年半后随访：一般情况良好，舌淡红、3处瘀斑基本消失，苔薄白，脉缓、沉取无明显涩象，自己可以打理五亩农田和少量果树，曾于过度劳累时感觉心前区隐约不适，自述"3个月前复查冠脉造影与治疗前对比无明显变化"，是否为侧支循环建立，改善了心肌供血，不得而知！

【附注】冠心病属于中医"真心痛""胸痹""厥心痛"范畴，其论述记载可追溯至《黄帝内经》时代，而后《金匮要略》作专篇论述。待至硝酸酯类药物问世，疗效明显提高，而冠脉支架、搭桥等介入治疗的兴起则使冠心病的治疗进入了一个新的时代，此时中医药似显滞后！我个人体会，在扩张血管方面西药起效迅速、作用强大，中医药很难比肩，而在辨证论治前提下，在抗凝、活血、疏通微循环等方面，中医药仍然有着得天独厚的优势。抵当汤本为治疗蓄血证主方，今本案瘀血在胸中，上病下取，异病同治。水蛭为目前已知"最强"天然口服抗凝剂，效果不在肝素之下，破血消瘀，且其性甚锐，疗效远在草木类活血药之上（经现代药理研究证实，各种水蛭炮制法中，以滑石粉炒者有效成分含量最高，研粉冲服为佳），并辅以大队活血药，加强化瘀之效；另外，桂枝温之助其通，西洋参、当归补之助其通，枳实行气疏导助其通，群药合力，共疗重症顽疾。

例74　四逆散合当归四逆汤治疗身寒案

张某，女，58岁，2018年3月10日。源于20年前生气之后，出现身畏风寒，逐渐加重，偶有寒战，时值阳春三月仍重裘裹身，伴口干，多饮，心悸，多汗，乏力，时有恶心，易外感，纳可，便通，素左侧偏头痛，无明显发热、关节疼痛、咳痰，血压120/76mmHg，化验血糖、甲状腺功能、风湿三项、血沉皆正常，舌淡红苔薄白，脉弦略滑、沉取无明显虚象。

诊断：阳郁不伸，血虚寒厥。治则：温通疏利。

处方：四逆散、当归四逆汤合方化裁。

用药：醋柴胡 15g，枳实 15g，白芍 10g，桂枝 30g，当归 20g，细辛 3g，吴茱萸 10g，夜交藤 15g，甘草 10g。

服药 7 剂，身寒明显减轻，头痛也有好转，余症、舌、脉同前。上方加浮小麦 30g、牡蛎 30g、生姜 10g，继服 7 剂，身寒基本消失，余症也明显减轻，脉显缓象。嘱其服逍遥丸 2 周。半年后随访未复发。

【附注】内伤身寒之症，临床所见主要分为阳郁不伸和阳虚不温两种情况。前者多为各种病因（如气滞、痰凝、瘀血等）阻隔，导致阳气不能外达，尤其是四末不温，持其脉多弦或滑，必无虚象，病机为实，治疗之法当以温通，四逆散为不二之选；后者为阳气不足，温煦无力，舌多淡胖，脉必沉弱，病机为虚，治疗之法当以温补，参附汤、四逆汤为的对之方，虽一字之差，但相去甚远！从西医角度考虑，身寒多涉及甲状腺功能减退、希恩综合征以及风湿类疾病，可相互参考，更为万全！

例 75 小柴胡汤、升降散、四逆散、泻白散治疗肺炎后高热案

刘某，男，73 岁，2019 年 1 月 21 日。肺炎入院，经抗感染治疗后，各项感染指标基本正常，但仍然高热，T 39℃，夜间明显，咳嗽减轻，咳痰、色白，口苦，恶心，时有呕吐，无明显腹痛、腹胀、口干、胸闷，排除肿瘤可能。在没有明确证据的情况下，应用抗结核和抗立克次体治疗也未取得明显效果。舌淡红胖、苔薄少，脉弦滑。

诊断：木火刑金，灼伤阴液。治则：清肝凉润，理肺化痰。

处方：小柴胡汤、升降散、四逆散、泻白散合方化裁。

用药：蝉蜕 12g，僵蚕 20g，姜黄 15g，酒军 5g，柴胡 30g，黄芩 10g，半夏 10g，陈皮 15g，茯苓 15g，地骨皮 20g，桑皮 20g，芦根 30g，枳实 15g，牡蛎 30g，白芍 10g，甘草 10g。

服药 5 剂，体温降至 37.8℃之下，咳嗽，咳白黏痰、有泡沫，6 天内仅排少量成形大便，口苦，舌淡红胖、苔薄少，脉弦缓。邪热鸱张已得控制，痰湿蕴肺、腑气欠通已显突出。

处方： 炙麻黄 5g，杏仁 10g，生薏苡仁 30g，蝉蜕 10g，僵蚕 15g，姜黄 10g，大黄 5g（后下），柴胡 30g，黄芩 10g，天花粉 15g，白芍 10g，枳实 25g，白术 20g，茯苓 20g，桑皮 20g，甘草 10g。带药出院。

1 周后电话随访，体温正常，纳可，便通，轻度咳嗽，偶咳少量白痰，嘱其用山药、薏苡仁熬粥食疗。

1 个月后下班途中偶遇，告知无明显不适，已恢复工作。

【附注】此例肺炎诊断明确，但炎症消除之后，高热仍然持续不退，且查而无果、治而无效。困惑之余，中医望闻问切、四诊合参，仍有症可寻、有证可辨——"少阳之为病，口苦，咽干，目眩也"，有法可施——和解少阳、清化退热，有药可用——"呕而发热者，小柴胡汤主之"，且有效可收，足见宏观辨证之妙。小柴胡汤和解退热，四逆散疏肝解郁（热），升降散疏调气机、清化退热，泻白散清肺退热，麻杏苡甘汤宣肺气、化湿痰。热退症消之后，以山药、薏苡仁培土生金扶正气、利湿解毒化余邪，层层深入，终收热退康复之效！另外，对于发热病人，部分书籍（尤其是古典医籍）中往往可以见到"一剂知，二剂已"的描述，这种情况多是病邪对机体没有造成实质性损伤的情况下，辨证论治准确，的确可以收到快速退热的效果！但是如果病邪（或病原微生物）对机体已经造成实质性损伤，如白细胞计数升高、肺实质出现渗出性病变、扁桃体化脓，甚至脑炎、肾炎、血液病、风湿免疫性疾病……千万不要寄希望于一两剂药退热，首先不可能，再者也不应该盲目退热，掩盖病情，必须重点治疗原发病，方为正确的合理化治疗！

例76 黄连温胆汤治疗脑出血后烦躁案

杜某，男，51岁，2019年9月15日。恼怒诱发脑出血，开颅术后烦乱躁动不安，用奋乃静效果不理想，T 37℃，咳痰、色白，纳可，四肢灵活，语言流利，便通，血压130/90mmHg，无明显多汗、抽搐、呕吐、头痛，舌淡红苔淡黄厚腻，脉滑略数。既往：高血压，服药不规律。

诊断： 风中脏腑，痰火扰心。治则：清化痰火，重镇宁神。

处方： 黄连温胆汤加减。

用药： 黄连6g，法半夏15g，陈皮15g，茯苓15g，枳实 15g，竹茹 20g，酒军 5g，炒栀子 10g，龙骨 30g，牡蛎 30g，石菖蒲 15g（后下），郁金 15g，丹参 30g，浮小麦 30g，甘草 10g。

二诊：服药 5 剂，烦躁略有减轻，便溏、日行，舌脉同前。前方去酒军，加青礞石 20g。

三诊：烦躁减半，纳呆，舌淡红苔薄白润腻，脉滑。前方去栀子、丹参，加莲子心 15g、生姜 10g。带药出院。

半月后随访，精神正常，生活自理。嘱其服逍遥丸 2 周善后，戒恼怒，控制血压，起居规律，合理饮食，适当锻炼，定期复查。

【附注】此例病人肝阳暴涨，风痰上扰，迫血妄行，蒙蔽清窍，开颅术后，风息、阳潜、瘀血清除，而痰火扰心，躁动不安，成主要矛盾。治之：清（清心除烦）、化（化痰开窍）、镇（重镇平潜）、安（安神定志）。另需注意：寒凉之药，勿伤阳气，若损中阳，则运化无力，化源不足，影响后期康复，低钠血症、低蛋白血症接踵而发；若伤肾阳，可致神机呆钝，思维迟缓，并非危言，不可不防！

例 77　温胆汤合苓桂术甘汤治疗吞咽困难案

　　许某，男，35 岁，2019 年 10 月 31 日。吞咽困难，进食需用热水送服，夜间反流痰涎和水样物、落地如蛋清样，各种检查未能明确病因，时有胸闷痛，咳白色痰，失眠，性功能降低，纳可，便通、日行，舌淡红胖、苔薄白根腻，脉略滑，无明显发热、咯血、咳嗽、心悸，既往焦虑症 3 年。

　　诊断：痰壅气滞，机窍不利。治则：化痰除湿，开窍渗利。

　　处方：温胆汤、苓桂术甘汤合方化裁。

　　用药：法半夏 15g，陈皮 20g，茯苓 20g，枳实 15g，竹茹 30g，旋覆花 15g（包煎），郁金 15g，白术 15g，桂枝 15g，生姜 10g，威灵仙 15g，甘草 10g，远志 15g，细辛 3g。

　　二诊：服药 7 剂，胸闷疼痛明显减轻，吞咽困难略有减轻，但进食仍需水送服，睡眠改善，痰涎同前，舌淡红苔薄白，脉略滑。上方加石菖蒲 20g（后下）、白芥子 10g。

　　三诊（11 月 20 日）：痰涎明显减少，吞咽困难减半。

　　处方：法半夏 15g，陈皮 15g，茯苓 20g，枳实 15g，竹茹 30g，石菖蒲 20g（后下），郁金 15g，旋覆花 15g，瓜蒌 20g，薤白 15g，桂枝 15g，白术 15g，威灵仙 15g，甘草 10g。

四诊（12 月 18 日）： 痰涎消除，睡眠、性功能基本正常，仅于情志抑郁时轻度吞咽困难，纳可，便通，舌淡红苔薄白，脉缓。嘱其早服逍遥丸、晚服参苓白术散。

2 周后随访，无明显不适。嘱其调情志、节饮食、适寒温。

【附注】本案吞咽困难经各种检查未见明显异常，应与焦虑情志影响相关，为气结痰凝所致。痰、湿、水一源三歧，既可从阳化热，也可从阴化寒，痰性稠厚，湿性重浊，水性清稀，可弥漫三焦，无处不到。上犯清窍，则神志惑乱，焦虑、抑郁、失眠随之而发；壅塞食管，通降失常，则吞咽困难；阻塞气机，则胸闷隐痛。温胆汤燥湿化痰、清心除烦，苓桂术甘汤通阳化气、淡渗利湿，旋覆花、郁金降气化瘀、宽胸滑利，气化湿易化，细辛温化水湿，白术健脾燥湿，石菖蒲和胃祛浊、芳香化湿，威灵仙可治骨鲠在喉，自然可以引经报使，通利食管，合而成方，收气顺痰消、吞咽通畅之效。

例78 鸡鸣散治疗风心病、腰椎间盘突出症下肢疼痛、卧床不起案

付某，女，72岁，2020年5月6日。腰椎间盘突出症，间断下肢疼痛，渐至卧床，近1个月不能下地行走，因疼痛加重1天入院。既往：风心病17年，逐渐出现心房颤动、心力衰竭，近2年加重伴下肢水肿。心脏彩超：主动脉瓣重度狭窄伴大量反流，二尖瓣、三尖瓣中度狭窄。冠脉造影：RCA于第一弯曲处最重狭窄约70%。以双下肢疼痛请会诊。

刻诊： 神清，平卧，胸闷，腰痛，腿痛，程度重，依赖止痛药，口唇发绀，纳少，二便不畅，消瘦，畏寒，厚被裹身，肌力、肌张力正常，生理反射存在，病理反射未引出，无明显发热、呕吐、咳痰、水肿，舌淡红苔白腻，脉弦略滑。

诊断： 痛痹。治则：宣通痹着，化湿通络。

处方： 鸡鸣散加减。

用药： 槟榔15g，滑石15g，木瓜15g，苏叶15g（后下），薏苡仁30g，苍白术各15g，吴茱萸9g，牛膝30g，陈皮15g，生姜10g，桔梗10g，独活15g，桑寄生20g，甘草10g。

服药3剂，疼痛有所减轻，止痛西药已开始减量；

5 剂后，疼痛减半，舌淡红苔薄白，脉仍弦滑。前方加细辛 3g、葶苈子 30g、虎杖 15g，服药 5 剂，疼痛基本消失，遂带药出院，进行腰部、下肢理疗康复训练。

【附注】西医认为，腰椎间盘突出症系突出髓核压迫脊髓或神经根引起腰、下肢疼痛、麻木、乏力，压迫马尾神经会导致大小便功能障碍、鞍区感觉异常，其治疗多采用非甾体类解热镇痛药缓解疼痛，以及营养神经、减轻水肿等方法，若保守治疗无效或出现肢体活动功能障碍时，则采取手术治疗。而本案诸多基础病大大限制了手术指征，保守治疗也无明显效果。从中医角度看属于痛痹无疑，究其病因为寒湿胶黏不化，经脉瘀滞不通，且心脾肾皆虚。关于痹病的中医治疗，我个人看法：对于肌肉病变，疗效肯定；对于韧带病变，效果差一些；而对于骨骼病变，如椎间盘突出、骨质增生、椎管狭窄等，口服中药效果很差。加之此例病人同时患有严重风心病，按活血化瘀、温通经脉等除痹止痛常规治疗，预计不会有明显效果；若乌附、虫蚁大剂重投，恐虚弱之体难以承受，有蓄积中毒之忧，而且苔腻、脉弦滑，温补之剂也不合适，故而借鉴宋孝志先生用鸡鸣散治疗风心病心衰的经验，以清轻灵动之剂，欲求四两拨千斤之效，且方中药物多有化湿除痹等作用。鸡鸣散出自《类编朱氏集验医方》，行气降浊，宣化寒湿，主治脚气"痛不可忍"。槟榔质重下行，性如"铁石之降"，行气导滞；桔梗为"舟车之剂"，载药上行，升降并用，调畅气机，气化湿亦化；木瓜化湿和胃，舒筋通络，且酸甘化阴，防诸燥药伤阴之弊；陈皮理气和胃，化湿运脾；苏叶、生姜芳香悦脾，温胃化浊，外散表邪；吴茱萸温热燥烈，化寒湿，去秽浊，共收行气宣通、祛湿降浊、温化寒湿之效。付之临床，竟收意外之效，值得深思！但古时此方要求天明时分冷服，可提高疗效，因不明其中奥妙，未能遵古意执行！

例 79　升阳益胃汤治疗肺癌身燥热案

李某，男，80岁，2018年2月26日。因小细胞肺癌入院，以身燥热请会诊。

刻诊：体温正常，身燥热，以胸、背、腹为主，昼重夜轻，午后明显，胸闷，烦躁易怒，咳嗽，咳痰、色白，便溏、每日约6次，口干，腹部隐痛，纳呆，失眠，消瘦，无明显恶心、呕吐、多汗、畏寒，舌淡红暗苔少，脉滑数略弦、沉取不足。

诊断：癌毒化热伤阴，肺脾不和失运。治则：培土生金助运，解毒散结滋阴。

处方：归芍六君子汤加减。

用药：当归15g，白芍15g，法半夏15g，陈皮15g，沙参20g，党参15g，莪术20g，白术15g，炒山药20g，旋覆花15g，郁金15g，茯苓20g，乌梅20g，木瓜20g，甘草10g。

二诊：服药5剂，咳减痰少，纳可，大便成形、每日1次，情绪渐趋平稳，身燥热依旧，舌淡红苔少，滑数之脉也有所减轻。改予小柴胡汤合栀子豉汤加减。

处方：柴胡12g，黄芩10g，丹参30g，清半夏10g，地骨皮30g，枳实12g，白芍10g，栀子10g，淡豆豉10g，甘草10g，白术15g，夜交藤15g，浮小麦30g。

三诊：服药5剂，身燥热无效，气短，胸闷，舌上略有少许新苔萌生，脉仍弦滑。改予升陷汤合栀子豉汤加减。

处方：黄芪20g，升麻5g，柴胡5g，当归15g，枳实15g，白术15g，陈皮15g，栀子10g，淡豆豉10g，薏苡仁20g，牡蛎30g，旋覆花15g，郁金15g，甘草10g。

四诊：服药5剂，燥热略有减轻，气短，胸闷，咳嗽，咳痰、色白，纳可，便通，舌淡红略暗苔薄白，脉弦滑。予升阳益胃汤加减。

处方：黄芪 30g，半夏 15g，陈皮 15g，茯苓 15g，白术 15g，莪术 15g，黄连 6g，柴胡 12g，泽泻 10g，白芍 15g，葛根 20g，枳实 15g，地骨皮 20g，牡蛎 30g，生薏苡仁 30g，甘草 10g。

五诊：服药 7 剂，燥热明显减轻，余症亦减，舌淡红苔薄白，脉略弦。上方去薏苡仁，加升麻 10g。带药出院。

1 个月后随访，无明显燥热，继续治疗原发病。

【附注】本案治疗颇为曲折：一诊时鉴于①癌毒、痰湿蕴肺，②脾虚泄泻，③口干、消瘦、苔少等阴虚之象，上下交损独取其中，持中央以运四旁，以归芍六君子汤培土生金、化痰解毒、健脾止泻，辅以沙参、山药、乌梅、木瓜养阴滋燥，合而成方收痰化、咳减、泻止之效，但燥热不除。二诊以苦寒、甘寒、咸寒除热，无效。三诊从"胸闷、气短"入手，"损其肺者，益其气"，以升陷汤甘温益气升提，身热渐退，说明已接近病机。五诊径用升阳益胃汤升阳散火、健脾益胃、甘温退热，竟收桴鼓之效！"火与元气不两立，一胜则一负。"升阳益胃汤治疗气虚、湿滞、阴火之证，补（气）、渗（湿）、清（热）、散（火），四法连施，加牡蛎咸寒质沉潜降，对于中气下陷、阴火上升之证并不适合，但本案脉象弦滑者，仍可配伍应用，增添平潜降火之效。另外，升阳益胃汤不可用于阴虚火旺者，否则，"越升火越旺"！

例80　潜阳丹治疗舌灼热疼痛案

姚某，女，64岁，2019年11月8日。舌灼热疼痛1个月，中午12点开始，至夜间12点后自行缓解，口咸，舌衄，畏寒，足冷，少量白痰，失眠，上腹部胀满，纳可，便通，汗不多，舌淡红苔薄白，脉略滑。

诊断：虚阳上越，灼伤舌脉。治则：温潜摄纳，引火归原。

处方：潜阳丹加减。

用药：炮附子15g（先煎），干姜10g，黄柏15g，泽泻15g，白芍30g，生龙牡各30g，牛膝30g，砂仁5g（后下），甘草15g，夜交藤15g，枳实10g。

服药3剂，舌灼热疼痛减轻，效不更方，再服5剂，热、痛消失，余症也明显减轻。因出差服药不便，嘱其服金匮肾气丸巩固治疗。

1个月后随访，已无明显不适。

【附注】"诸痛痒疮，皆属于心"，舌为心之苗，心与肾同属少阴。舌灼热疼痛属火无疑，然需分虚实表里。从时间看：下午为阳中之阴，阳降阴升，前半夜为阴中之阴，后半夜为阴中之阳，阳气升腾，阴气潜降；病发之时恰为阴气用事，加之口咸、足冷、畏寒等症，此必为虚火——龙雷之火。虚火上炎，灼伤脉络则舌疼痛，迫血妄行则舌衄，上扰心神则失眠，煎熬津液则成痰，阳虚寒凝气滞则腹胀。故以附子、干姜甘温大热，补火助阳，脾肾双温以治本；黄柏苦寒降火以治标；泽泻淡渗下行，引火从小便而出；龙骨、牡蛎、白芍重镇潜敛，引上焦浮游之火下归宅窟；牛膝补肾，引导下行；砂仁和脾胃，留守中焦；夜交藤沟通阴阳，交通心肾；枳实疏理滞气；甘草调和诸药，以求寒热交济。合而成方，肾阳得复，虚火下行，阴平阳秘，其病乃愈！潜阳丹中，龟甲价格偏贵，以龙骨、牡蛎代替，疗效相同，且价廉易得，既可减轻病人经济负担，又可保护野生动物，彰显医者恻隐之心！

例 81　清暑益气汤治疗心前区灼热、多汗案

刘某，女，61 岁，2017 年 7 月 21 日。因糖尿病住院，以心前区灼热、多汗请会诊，其灼热以午后明显，汗出以剑突周围为主，伴心悸，心烦，乏力，头昏晕，纳可，便通，体温正常，无明显咳痰、恶心、口苦、胸闷、胸痛、畏寒，舌淡红苔薄白略腻，脉沉缓偏弱。曾用乌梅丸平调阴阳、酸收敛汗，柴胡桂枝汤清化宁心、和营止汗，治疗半月，皆无明显效果，遂调整思路，考虑为气虚火升，迫津外泄，以清暑益气汤加减。

处方：黄芪 20g，党参 10g，麦冬 10g，五味子 6g（打），黄柏 12g，泽泻 15g，当归 10g，白术 15g，陈皮 12g，甘草 10g，丹参 20g，地骨皮 20g，牡蛎 30g。

服药 5 剂，汗、热减半。上方去牡蛎，改黄柏 6g，加葛根 20g，再服 5 剂，诸症皆消，口服补中益气丸巩固治疗，痊愈出院。随访 4 个月未复发。

【附注】纵观本案乏力、心悸、脉象沉弱，当为脾虚气弱，影响升降健运。清阳不升，浊阴难降，湿浊困厄，则头晕昏沉；中气不足，自然阴火上升，子病及母，则心前区灼热；汗为心之液，内热蒸腾迫津外泄

则多汗；热扰心神则烦。诸症接踵而至。清暑益气汤有两个版本，一者为王孟英所制，再者为李东垣所创，皆治疗暑热之患，但组方和治疗分型却大有不同。根据暑邪致病特点"暑热耗气伤阴""暑多夹湿"等，两者治疗各有侧重，前者甘寒清热、益气养阴，主要治疗烈日下远行、劳作，气阴两伤之证，方简义明，流传广泛，尤其是古代体力消耗大，生活环境差，甚至颠沛流离，此方确为适合；后者则熔健脾益气、养阴敛汗、化湿清热和胃诸法于一炉，且化湿又分为淡渗利湿、苦温燥湿，清热之中含有苦寒清热和甘温退热、甘凉解热，可谓治法完备，面面俱到，但因其组方复杂，义更深奥，应用较少，但其更合于当今社会环境之多静少动、过食肥甘、空调普及等诸多特点。待至临床则应活学活用，无论是否因于暑邪致病，有斯证辄用斯药，以黄芪、白术、葛根健脾益气升清，党参、麦冬、五味子（生脉饮）益气养阴敛汗，泽泻淡渗利湿降浊，黄柏苦寒清热燥湿，陈皮苦温燥湿、行气和胃，丹参清心除烦，如此可热清、汗收、气定神宁。

例 82 小柴胡汤、升降散、桃核承气汤、苓桂术甘汤治疗脑出血、昏迷、发热、咳痰如水案

郑某，男，67 岁，2016 年 11 月 1 日。脑出血，昏迷，高热，T 39℃，咳痰，色白、质稀如水，呃逆（用开塞露排便后可缓解），无明显呕吐、水肿、抽搐。既往：高血压、糖尿病。舌淡红苔白腻，脉弦滑数。

诊断：风阳上扰，血瘀水停。治则：平肝息风退热，消瘀利水化痰。

处方：小柴胡汤、升降散、桃核承气汤、苓桂术甘汤合方化裁。

用药：柴胡 20g，黄芩 10g，法半夏 15g，桂枝 15g，生白术 20g，茯苓 20g，蝉蜕 10g，僵蚕 15g，姜黄 15g，大黄 5g（后下），桃仁 15g，生薏苡仁 30g，生牡蛎 30g，地龙 15g，甘草 10g。

二诊（11 月 5 日）：服药 1 剂，汗出如洗，大便通畅，热退身和，呃逆消失，昏迷、咳痰依旧，舌淡红苔薄白腻，脉弦。

处方：桂枝 20g，炒白术 20g，茯苓 30g，蝉蜕 10g，僵蚕 15g，姜黄 15g，桃仁 15g，生薏苡仁 30g，生牡蛎 30g，法半夏 15g，牛膝 20g，陈皮 15g，石菖蒲 20g（后下），郁金 15g。

三诊（11月11日）：咳痰明显减少，神志也有好转，刺痛有反应，舌淡红苔薄白，脉缓。上方去姜黄、桃仁，加桑皮15g，转入普通病房，继续加减治疗2周后，神清、痰消、纳可、便通，遂转入康复治疗。

【附注】本案为风阳僭越，导致血溢脉外，蒙蔽清窍，气血逆乱，痰水资寇，风水相扇。小柴胡汤清肝疏肝、和解退热，"上焦得通，津液得下"；升降散平肝降逆，调畅气机，透发郁火，在没有应用西医退热药的情况下，竟能汗出如洗，且一汗热退，二方透发之效油然可见！桃核承气汤化瘀通腑，"泄可去闭"，"扬汤止沸莫若釜底抽薪"，表里双解，上下分消，"以通为用"，降则胃和呃止；苓桂术甘汤温阳健脾，崇土制水，培土生金，散津于肺，水津四布，五经并行，归于正化，输布有常，合而成方，则热退、神清、瘀血消、痰饮化。本案高热，但未用石膏甘寒退之，因其咳痰如水，恐石膏寒凉困厄，冰伏水饮，蠲化无期！另外，与本案类似的病人出现咳痰，西医多考虑坠积性肺炎所致，治疗主要从消炎、化痰入手，中医则考虑与瘀血、肝风、肺热、脾（肾）虚等因素有关，又根据痰的色（黄、白）、质（黏、稀）、量（多、少）、味道（咸、甜、苦）、温度（热、凉）等情况将其分为寒、热、虚、实，应用温化、清解、补虚、泻实等诸多治法，并可收预期之效。

 例83　大柴胡汤、桂枝茯苓丸、泻白散治疗重症肺炎案

刘某，男，48 岁，2016 年 1 月 27 日。重症肺炎，呼吸衰竭、低钾血症，低蛋白血症。

刻诊：神清，T 39℃左右，恶寒，少汗，咳嗽，胸闷，气短，咳痰，色白，兼夹少量黄痰，口干苦，大便不畅，小便正常，纳呆，无明显恶心、呕吐、水肿，两肺散布干湿啰音，呼吸 30 次 /min，白细胞计数 14×10^9/L，血白蛋白 20g/L。血气分析：pH 7.465，PO_2 61.3mmHg，PCO_2 36.9mmHg，血钾 3.3mmol/L。谷丙转氨酶 100U/L，肾功能正常。胸部 CT：两肺弥漫分布斑片状磨玻璃影，结节及实变，右肺为主，心包少量积液。应用的主要西药：头孢哌酮舒巴坦、莫西沙星、万古霉素、甲强龙（注射用甲泼尼龙琥珀酸钠）。有创呼吸机辅助呼吸，抗炎效果并不理想。舌淡红苔薄白，脉弦缓、沉取略显不足。

诊断： 风温肺热，痰瘀交融。治则：清化退热，消瘀祛痰。

处方： 大柴胡汤、桂枝茯苓丸、泻白散合方化裁。

用药： 柴胡 30g，黄芩 10g，地骨皮 20g，桑皮 20g，党参 20g，桂枝 15g，茯苓 20g，桃仁 15g，牡丹皮 15g，赤白芍各 15g，甘草 15g，生薏苡仁 30g，枳实 15g，大黄 5g（后下），旋覆花 20g，郁金 20g，生姜 10g。另以芦根 200g 煎汤代水煮药。每次半剂，每 8 小时 1 次。

二诊（2月3日）： T 38℃左右，咳嗽减轻，咳痰、色黄白相间，乏力，气短、胸闷明显，胃开纳进，便通，白细胞计数 $10 \times 10^9/L$，撤掉呼吸机，改为鼻导管吸氧，血氧饱和度正常，血白蛋白 28g/L，血钾 3.6mmol/L，CT 与前片对比无明显变化，舌淡红略暗苔薄白，脉略数、97 次/min、沉取不足。

处方： 黄芪 30g，金银花 30g，当归 30g，甘草 15g，蜈蚣 1 条，桂枝 15g，茯苓 20g，桃杏仁各 10g，牡丹皮 15g，枳实 15g，大黄 3g，生薏苡仁 30g，旋覆花 20g，郁金 20g，芦根 30g。

服药 5 剂，病情平稳，转入普通病房，后以归芍六君子汤善后调理数日出院。

【附注】重症肺炎俗称"大白肺"，属于典型的本虚标实之危急重症。本虚者，气虚、血虚、阳虚、阴虚，往往伴有多器官功能衰竭，而且随时有休克厥脱之变，涉及的肺、脾、心、肾、脑、肝、胃肠等诸脏皆可受累；标实者，毒、火、痰湿（水饮）、瘀血、气滞等，壅塞气道，蒙蔽清窍，祸不接踵！一诊时以邪实为急，治疗自当以祛邪为先，邪去正自安。大柴胡汤上可制木肃金、清化退热，下可釜底抽薪、通腑泻浊；桂枝茯苓丸化瘀利水，直捣肺实变病灶，又可清热凉血，以消癌积之伏阳，且其中桂枝温通经脉、改善病灶周围血液循环，既可有利于病理产物吸收消散，又可防寒凉困厄之变，为后期康复治疗预设伏笔；泻白散甘寒清热，泻肺化痰；枳实破气导滞，促进痰、瘀消融；薏苡仁健脾利湿解毒；大量芦根煎汤代水，仿千金苇茎汤方意，清肺化痰。另外，祛邪为主，也不可完全忽略扶正，且毒火必定耗气伤阴，故以党参健脾益气、培土生金，但不可妄加滋腻养阴之品，恐生胶黏之祸，而芦根、地骨皮、桑皮甘凉之中自有生津之效，一石二鸟，更为恰当。再有，金银花、连翘等清热解毒药，对于各种感染性疾患可以考虑应用，但若抗生素对病原菌敏感有效者，此类中药可以暂时搁置，而应从扶正、化痰、消瘀等方面入手，以达到中西医无缝衔接、有机融合的目的，避免重复给药，甚至挂一漏万，但对于西药多药耐药者，此类中药仍可发挥"抗菌抗病毒"之效，可优先考虑！二诊时热减、撤掉呼吸机、血氧饱和度及白细胞正常，临床症状以乏力、气短、胸闷为主，治疗自然正邪兼顾，且以扶正为主，正盛邪自却。三两三为益气养血、扶正祛邪有效之方。补虚泻实为临证之大法，若实而补之，则闭门留寇，火上浇油，"促进炎症反应"；虚反泻之，则如自撤藩篱，雪上加霜！当权衡正邪轻重缓急，四诊合参，中西兼顾，全面综合分析，方可做到无虚虚无实实，药随症变，丝丝入扣，力求完全。

 例 84　风引汤合四逆散治疗脑梗死发热案

张某，女，74 岁，2021 年 1 月 10 日。脑梗死持续发热 13 个月，长期应用冰毯，多次会诊，曾用过大小柴胡汤、白虎汤、麻杏石甘汤、升降散、桂枝汤类方、达原饮、血府逐瘀汤、下瘀血汤等多方，皆无明显效果，今再次请会诊。

刻诊：昏迷，应用冰毯则体温正常，停用冰毯则体温在 38℃左右，咳少量白痰，大便偏黏，小便通畅，四肢瘫痪，肌张力增高，气道功能不全，气管切开，呼吸机辅助呼吸，肝肾功能、感染三项基本正常，舌淡红苔薄白，脉沉结代。既往：冠心病，冠脉支架置入，心律失常（心房颤动），高血压，糖尿病。

诊断：类中风证，郁热不退。治则：平潜息风，清疏退热。

处方：风引汤、四逆散合方化裁。

用药：石膏 30g，滑石 15g，牡蛎 30g，干姜 10g，桂枝 15g，柴胡 15g，枳实 15g，炒白芍 10g，生白术 15g，地骨皮 20g，葛根 20g，芦根 30g，白茅根 30g，补骨脂 15g，僵蚕 15g，甘草 10g。

此次诊疗也没抱太大希望，勉强一试而已！没想到 4 天之后接到科室电话"病人体温明显好转，请继续会诊"！竟收意外之效，停用冰毯，体温在 37.5℃之下。效不更方，原方再进 5 剂，T 36.6℃左右，停药观察 10 天，体温正常。

【附注】风引汤为一冷僻经方，方后仅注明"除热瘫痫"四字而已，后世应用不多，注解更少，逐渐淡出视线！本案西医趋向于中枢性发热，与感染等因素无明显关系；中医认为属类中风，与肝阳上亢、瘀血阻滞等因素相关。经长期治疗，肝风与肝阳已趋平息，热象已成主要矛盾，加之此病人与"热""痿"相符合，虽无"痫"症，但肌张力增高，仍为相似之处，故而选用风引汤。以石膏、滑石、牡蛎、寒水石（缺药）重镇潜阳，甘寒（咸寒）退热；又以僵蚕平肝息风兼透散风热，代替赤石脂、白石脂、龙骨、紫石英之单纯重镇平潜；又因长期应用冰毯，必定寒凉困厄，以干姜、桂枝温中散寒、辛温透达、温通经脉，另有"火郁发之"之意；病人大便黏滞，为脾湿不化，并非干结，大黄苦寒泻下确非所宜；芦根、白茅根甘凉淡渗，引火从小便而出，力求表里双解；又肝为刚脏，不可专执强潜，更应注重疏导，四逆散为疏肝基础方，升降之中条达肝气，以利于郁火透发，合而成方，竟退顽固之热。

冰毯对脉象的影响：发热病人，脉象多数会出现浮、大、滑、数、实象，但应用冰毯之后体温降至正常，真实脉象会被掩盖，甚至出现沉、迟、弱等情况，对于中医的辨证论治影响很大。此病人经多次反复验证即属此种情况，故而舍脉从症，结合现代医学，以风引汤合四逆散取得良好效果。中医学两千年智慧的结晶，部分看似"无用"之处、"无效"之方，可能深藏玄机，只不过是我们尚未读懂、破解古人深意，不可轻易丢弃！

例85　麻黄升麻汤治疗腮腺炎高热案

李某，男，40岁，2016年6月8日。腮腺炎高热6天，T 39.5℃，轻度恶寒，口大渴，频饮而渴不解，无法进食固体食物，两侧腮腺肿胀疼痛，手足冷凉，皮肤发花，胸闷，纳可，便通。血常规：白细胞计数6.8×10^9/L，中性粒细胞46%，淋巴细胞43.8%。血淀粉酶311U/L，尿淀粉酶1 095U/L，腮腺ECT提示腮腺分泌功能正常。肺功能：轻度阻塞性通气功能障碍。应用甲强龙40~80mg/d，利巴韦林（病毒唑）、痰热清，以及三两三、柴白汤、升降散等方剂，体温居高不降。无明显咳嗽、咳痰、口苦、恶心、呕吐、腹痛、头痛、乏力、多汗。舌淡红胖、苔薄白略腻，脉浮大滑数、沉取不足。

诊断：寒热交织，阳郁邪陷。治则：清热温脾，解毒散结。

处方： 麻黄升麻汤加减。

用药： 麻黄 6g，升麻 15g，石膏 30g，甘草 10g，干姜 10g，桂枝 15g，黄芩 15g，当归 15g，天花粉 20g，赤芍 15g，茯苓 15g，白术 15g，夏枯草 30g，牡蛎 30g，甘草 10g。

服药 3 剂，T 38.5℃，皮肤发花消失。5 剂之后，体温 37～38℃，手足温，口渴明显减轻，两侧腮腺疼痛减轻，肿胀如初，胸闷减轻，血淀粉酶 172U/L，尿淀粉酶 608U/L，舌淡红胖、苔薄白，脉浮滑、沉取不足。上方去赤芍，改升麻 20g、黄芩 10g，加枳实 15g、仙鹤草 30g，再服 5 剂，体温正常，腮腺略有肿胀，体力不足，活动后多汗、胸闷，血、尿淀粉酶基本正常，舌脉同前。

处方： 黄芪 20g，仙鹤草 30g，当归 15g，白术 15g，防风 10g，地骨皮 20g，牡蛎 30g，甘草 10g，桑叶 30g，茯苓 15g。加减治疗，调理善后。

【附注】本案为病毒感染，外邪侵袭，壅聚腮腺，"有一分恶寒，便有一分表证"，大热、大渴、脉浮大与阳明经证相类，而病毒感染一般不会引起手足冷凉、皮肤发花之类的表现，其中原因不得而知，但应属于虚寒之类，胸闷、阻塞性通气功能障碍为邪阻肺气，总之，寒热交织，虚实错杂，阳郁邪陷，太阳、阳明、太阴俱病。357条："伤寒六七日，大下后，寸脉沉而迟，手足厥逆，下部脉不至，咽喉不利，唾脓血，泄利不止者，为难治，麻黄升麻汤主之。"应用经方或方证相应或病机相同，皆可灵活运用，不可面面俱到，死于条下。本案临床表现与条文无太多相符之处，但病机高度吻合。麻黄辛温解表，宣通肺气；升麻升阳提透，清热解毒；石膏甘寒退热；天花粉养阴润燥之外兼有清热解毒之效，优于玉竹、知母、天冬纯阴之属；黄芩、赤芍、夏枯草、牡蛎清热凉血，解毒散结；干姜、桂枝暖中散寒，温通经脉；白术、茯苓、当归健脾扶正，益气养血；甘草健脾益气解毒，甘守津还，调和药性。总之，可外解表邪，内清高热，发越郁阳，解毒散结。

 例86　苓甘五味姜辛汤治疗咳嗽性晕厥案

从某，男，54岁，2018年12月7日。主因咳嗽性晕厥住院。咳嗽以夜间为主，每天夜间22点至凌晨2

点咽痒、剧烈咳嗽，咳少量白稀痰，心悸，继而晕厥，约30秒后自行清醒，纳可，便通，无明显发热、汗出、恶寒、恶心、呕吐、抽搐，舌淡红，苔薄白、略显水滑，脉沉弦略数。

诊断：寒饮上犯，蒙蔽清阳。治则：温化寒饮，降逆止咳。

处方：苓甘五味姜辛汤加减。

用药：茯苓15g，甘草10g，五味子6g（打），法半夏10g，细辛3g，干姜10g，蝉蜕6g，白芍15g，旋覆花15g，郁金15g，紫菀15g，款冬花15g，薏苡仁30g。

二诊（12月13日）：服药5剂，咳嗽略有减轻，晕厥仍作，舌脉同前。前方改细辛6g、法半夏15g、蝉蜕12g，加龙骨30g、牡蛎30g。

三诊（12月19日）：咳嗽明显减轻，晕厥发生2次，舌淡红苔薄白，脉略弦。

处方：茯苓15g，甘草10g，五味子6g（打），干姜10g，细辛6g，法半夏15g，蝉蜕10g，白芍15g，旋覆花15g，当归15g，牡蛎30g，僵蚕15g。带药出院。

1周后随访，咳嗽基本消失，晕厥未发，嘱其服参苓白术散2周，每餐嚼服生姜2片，巩固治疗。

【附注】西医认为，咳嗽性晕厥是因咳嗽使胸、腹内压力升高，引起静脉血回流受阻，心室舒张末期容积减小，心输出量减少，脑部灌注不足而引起的晕厥。脉象"双弦者寒，单弦者饮"，加之白稀痰、水滑苔，故本案属于寒痰阻滞，肺失宣降，水饮激荡，随气而动，冲逆僭越，蒙蔽清窍，引发晕厥。苓甘五味姜辛汤温化寒饮，半夏、旋覆花化痰饮、降冲逆，蝉蜕、白芍平潜缓急、镇咳降逆，仿从龙汤意以龙骨、牡蛎平肝敛肝，重镇降逆，导水下行，合而成方则饮化、咳止、冲逆得平，自然晕厥不作！

例87　桂枝加附子汤治疗发热案

吴某，女，34岁，2012年1月11日。甲状腺癌术后，低热半年，T 37.8℃左右，多汗，乏力，咳嗽，咳痰色白、时有带血，口咸，畏寒，恶心，时呕吐，纳可，便通，各种检查未见明显阳性体征，舌淡红暗、苔薄白略腻，脉沉弱。

诊断：表里阳损，虚火上炎。治则：扶阳解表退热。

处方：桂枝加附子汤化裁。

用药：桂枝 15g，白芍 15g，生龙牡各 30g，炮附子 15g（先煎），杏仁 10g，茯苓 15g，蝉蜕 6g，芦根 30g，姜半夏 15g，旋覆花 15g，茜草 15g，甘草 10g。

服药 4 剂，热退汗止，以归芍六君子汤调理 1 个月，诸症皆除，体力、精力正常，恢复工作。

【附注】"太阳中风，阳浮而阴弱。阳浮者，热自发；阴弱者，汗自出。啬啬恶寒，淅淅恶风，翕翕发热，鼻鸣干呕者，桂枝汤主之。""太阳病，头痛，发热，汗出，恶风，桂枝汤主之。""太阳病，发汗，遂漏不止，其人恶风，小便难，四肢微急，难以屈伸者，桂枝加附子汤主之。"桂枝汤为仲师群方之冠，时至今日应用更为广泛，断不可局限于"太阳中风表虚证"！此例无明显外感证据，但有斯证用斯药，发热、乏力、自汗为表阳不足，营卫失和，卫阳者根于肾，又咸者肾之味，坎中阳虚是也，不能制水，则痰湿上泛。桂枝汤调和营卫、解肌退热，附子温肾扶阳退虚热，龙牡摄纳止汗、潜降退热，余药对症调理。药仅 4 剂，竟退半年之热。汗吐下清温消补和，八法皆可退热，绝非"清热解毒"一法也！

例 88 柴胡桂枝汤合升降散治疗缺血缺氧性脑病肌张力高、多汗案

李某，男 44 岁，2019 年 6 月 6 日。因 1 个月前咽喉疼痛、声音嘶哑，逐渐加重，突然意识丧失、抽搐，急诊入院，考虑急性咽喉炎导致缺血缺氧性脑病，予气管切开、镇静止抽、脱水、抗感染、多巴胺稳定血压等治疗，因肌张力高、多汗请中医会诊。

刻诊： 神志不清，热退，肌张力增高（睡眠时肌张力正常），多汗，大便 3 天未解，无明显呕吐、咳痰，舌淡红苔薄白，脉弦滑。

诊断： 肝风内动，窍闭神昏，营阴外泄。治则：平肝缓急，和营止汗。

处方： 柴胡桂枝汤、升降散合方化裁。

用药： 柴胡 15g，黄芩 10g，桂枝 15g，白芍 15g，蝉蜕 10g，僵蚕 15g，姜黄 15g，大黄 6g（后下），牡蛎 30g（先煎），郁金 15g，龙骨 30g（先煎），乌梅 20g，桑叶 30g，浮小麦 30g，甘草 10g。

服药 7 剂，便通，汗出明显减轻，肌张力略有下降。上方去浮小麦、大黄，加天麻 10g、钩藤 20g（后下），治疗 1 个月，在没有外界刺激情况下，肌张力基本正常，遂去桑叶、乌梅，加石菖蒲 20g（后下）、益

智仁 15g，神志渐清，时有哭闹，带药回家，巩固治疗。

【附注】缺血缺氧性脑病因外感咽喉炎导致者比较少见，外风引动内风则筋脉拘挛、肌张力增高，风性涣散则多汗，治疗需"清""平""潜""敛"。柴胡、黄芩和解、清化少阳，桂枝、白芍调和营卫以止汗，升降散疏调气机、平肝潜阳、息风止痉、降泄化浊，龙骨、牡蛎平潜息风、收敛止汗，"肝苦急，急食甘以缓之"，乌梅、浮小麦甘缓酸收，桑叶清肝肃肺，共收敛汗、降低肌张力之效。至于精神状态，只能缓图！

例 89　大柴胡汤、犀羚白虎汤、升降散治疗重症脑炎高热案

柳某，女，53 岁，2019 年 4 月 8 日。因重症脑炎入院，以头痛、高热、呕吐为主症，经用美罗培南、万古霉素、阿昔洛韦治疗，头痛减轻，呕吐消失，但高热持续不退，请中医会诊。

刻诊：T 39℃，神清，头晕，双眼球胀痛，眼球运动障碍，视力下降，眼睑肿胀下垂，睁眼困难，眼睑及

口唇疱疹，部分结痂，全身皮肤松弛，皮下脂肪略显萎缩，口苦，双瞳孔不等大、左比右 4mm：6mm，颈颌胸 1.5 横指，双侧克氏征、巴氏征（－），四肢灵活，大便不畅，尿黄，纳呆，血常规示白细胞计数 $12.1 \times 10^9/L$。脑脊液：浅红色，混浊，无凝块，总细胞满视野，多核细胞 60%，单核细胞 40%，有核细胞计数 $52 \times 10^6/L$，潘氏试验弱阳性，腺苷脱氨酶 2.7U/L，氯 116.0mmol/L，糖 1.97mmol/L，乳酸 4.67mmol/L，蛋白 1.253g/L，培养出耐甲氧西林金黄色葡萄球菌（MRSA）。肝功能：谷丙转氨酶 92.2U/L，谷草转氨酶 48.3U/L，总蛋白 56g/L，白蛋白 32g/L，总胆红素 13.8μmol/L，直接胆红素 6.9μmol/L。肾功能：尿素氮 2.25mmol/L，肌酐 29mmol/L，尿酸 52μmol/L，血钾 3.2mmol/L。磁共振成像（MRI）：①双侧海绵窦、海绵间窦明显增宽，形态、信号异常，考虑感染并血栓形成，继发垂体轻度增大；②鞍上－斜坡硬膜、双侧中颅窝底硬膜、脑桥前缘、脑膜广泛感染性改变。病前有劳累、生气诱因，无明显咳嗽、咳痰、抽搐、恶寒、多汗、中耳炎、鼻窦炎及外伤史，舌淡红苔薄白，脉滑数、沉取有力。

诊断：春温。治则：甘寒退热，解毒消瘀。

处方：大柴胡汤、犀羚白虎汤、升降散合方化裁。

用药：柴胡 20g，黄芩 10g，清半夏 10g，党参

15g，石膏 30g，大黄 6g（后下），地骨皮 30g，水牛角 30g，羚羊角 3g（冲服），薏苡仁 30g，牡丹皮 15g，赤芍 15g，蝉蜕 10g，僵蚕 15g，姜黄 15g，野菊花 30g，甘草 10g。

二诊（4月12日）： 服药后高热依旧，口唇疱疹减轻，便溏，舌淡红苔薄白，脉缓（服退热药后）。前方去半夏、大黄、薏苡仁，加生地黄 20g、枳实 10g、生姜 10g、芦根 30g。

三诊（4月18日）： 服药 6 剂，热退，神清，口周疱疹结痂脱落，遂予善后之方。

处方： 黄芪 20g，薏苡仁 30g，当归 15g，甘草 10g，竹叶 15g，滑石 15g，地骨皮 20g，葛根 20g，柴胡 10g，芦茅根各 20g。

【附注】此例脑炎属于中医所说"春温"范畴，病势凶险，死亡率高、致残率高。急性期以热、毒、湿、瘀四邪胶结为害，湿毒壅盛，邪热鸱张，血脉塞滞，蒙蔽清窍，甚则弥漫三焦、引动肝风。大柴胡汤用于少阳阳明合病，既有柴胡、黄芩和解退热、苦寒解毒、扬汤止沸，又有大黄泻下热结、釜底抽薪，上下分消、表里双解；白虎汤辛甘大寒，为清气分高热第一方，加入犀角（现为禁用品，在以水牛角代）、羚羊角咸寒平潜、清营凉血，又可防治热极动风，与白虎汤气血两清；升降散为《寒温条辨》之名方，疏调气机、辟秽解毒、通下腑实；合而成方，湿毒得化，邪热得挫，窍清神明。燥万物者莫熯乎火，后期邪退正虚，气阴两伤，以清补之法善后，用三两三、竹叶石膏汤合方化裁，防"炉烟虽熄，灰中有火"之患；邪毒已化，故去清热解毒之金银花，改为利湿解毒健脾的生薏苡仁；鸱张邪热已退，故去大寒石膏，改甘凉淡渗之滑石、地骨皮。至此春温大症，中西医结合治疗下终收全功，且随访恢复良好，无明显后遗症状。另外，MRI提示感染并血栓形成，与中医所论温邪"入血就恐耗血动血，直须凉血散血"如出一辙。中西医学同为治病救人而设，本无二致，唯善贯通者两得之！

例90 半夏泻心汤合枳术丸治疗糜烂性胃炎、肠梗阻案

吕某，女，60岁，2017年11月16日。胃胀隐痛，痞满，冷凉，嗳气，肠鸣音亢进，大便溏黏、量少、日行，排气不畅，口苦干，纳呆，失眠。胃镜：糜烂性胃

炎，霉菌性消化道炎。腹平片：部分肠管扩张，怀疑不完全肠梗阻。无明显发热、呕吐、肠型、咳痰，舌淡红苔白腻，脉略滑。

诊断：湿浊困脾，胃失和降。治则：辛开苦降，调和脾胃。

处方：半夏泻心汤、枳术丸合方化裁。

用药：清半夏 15g，黄芩 10g，黄连 3g，党参 15g，干姜 10g，枳实 15g，莪术 15g，白术 15g，蒲公英 30g，厚朴 10g，莱菔子 30g，生薏苡仁 30g，甘草 10g。水煎服，每日 1 剂。

服药 3 剂，气便通畅；5 剂后，口苦、胃脘痞满隐痛明显减轻，舌淡红苔薄白腻，脉缓。上方去黄连、黄芩，加茵陈 30g、土茯苓 30g，并嘱其每剂药最后 40ml 加入藕粉混合，于仰卧位、左右侧卧位、俯卧位分别服药，并 360° 翻身，静卧 20 分钟，以期将药物充分与消化道接触，直接作用于病灶。另外，苏叶、瓜蒌、槟榔、石菖蒲、当归、香附、陈皮、茯苓加减出入，临床症状逐渐消除，治疗至 2018 年 2 月 2 日，复查胃镜示非萎缩性胃炎，余未见异常。

【附注】四诊合参，此例属于脾胃不和、气滞血瘀、寒热错杂、湿浊阻滞、运化失常，而西医认为属于感染、梗阻所致；霉菌感染类似于中医所说的"秽浊湿气"，梗阻则腑气不通、升降违和。治则大法以辛开苦降、健脾助运、和胃降浊、平调寒热、行气导滞、化瘀解毒，总和而进。六腑以通为用、以降为和，半夏燥湿化浊，降逆和胃；黄芩、黄连苦寒，清热解毒；太阴湿土，得阳始运，干姜温中散寒，离照当空，阴霾可散；参、术、草益气健脾，斡旋中州，燮理阴阳；厚朴、茵陈悦脾化湿祛浊，现代药理研究证明，化湿药具有抗霉菌作用。如此可收脾健、胃和、湿化、瘀消、清升、浊降、寒散、热除之效，霉菌得灭、梗阻畅通，中焦枢纽得转，健运得复，诸症皆愈。

例91　升阳益胃汤治疗十二指肠溃疡、梗阻案

王某，女，41岁，2015年5月25日。因十二指肠溃疡、梗阻入院，恶心，胃脘胀痛不适，身热，心烦急躁，胸闷，心悸，气短，少许白黏痰，头痛，消瘦，纳呆，肠鸣音减弱，大便1~3天1次、量少不畅，无明显发热、呕吐，舌质红、苔淡黄腻，脉沉细弱略数。第

二胎产后哺乳期。

诊断：中气不足，运化无力。治则：健脾助运，化湿清热。

处方：升阳益胃汤加减。

用药：黄芪 20g，姜半夏 12g，陈皮 12g，茯苓 15g，党参 10g，白术 15g，黄连 6g，柴胡 12g，泽泻 10g，白芍 10g，羌活 10g，独活 10g，防风 10g，地骨皮 20g，生姜 6g，甘草 10g。

二诊（5月 29日）：前症明显减轻，神清气爽，纳可，便通，烦热大减，无恶心、头痛及胸闷，舌转淡红而且苔亦薄白，脉沉缓。以下方调理善后。

处方：当归 15g，白芍 10g，清半夏 10g，陈皮 15g，党参 20g，白术 20g，茯苓 15g，黄连 3g，生姜 6g，地骨皮 20g，甘草 9g，葛根 15g，薏苡仁 20g，枳实 12g，木瓜 15g。

半月后随访，饮食正常，腑通气畅，继续治疗溃疡病。

【附注】此例为脾胃虚弱，运化无力，梗阻不通，健脾益气为的对之法，但此类药（尤其是黄芪）多偏于温燥，对于红舌、黄腻苔确有顾忌，但最终权衡利弊，从整体出发，"火与元气不两立，一胜则一负"，气充清升，阴火自然下降，加之病人处于哺乳期，抓住气虚本质，以黄芪健脾益气、甘温除热为主药，辅以参、术、苓健脾助之；"太阴湿土，得阳始运"，二陈甘温燥湿，解除脾胃困顿；另以黄连苦寒清热、泽泻甘淡渗利、白芍甘凉酸敛，柴胡、羌活、独活、防风诸风药疏散，"火郁发之"，合而成方，脾健湿化热消，运化复常。方中未用硝、黄泻下之药，可见解除梗阻绝非攻下一途，塞因塞用，仍收腑通气畅之效；反之，若强行攻破，必致虚虚之害！

例 92　升阳益胃汤治疗腹泻、直立性低血压、肾病综合征案

杨某，男，59 岁，2015 年 11 月 24 日。因腹泻 4 个月、直立性低血压 1 个月入院。大便每天 5~6 次、质稀，腹胀，肠鸣音亢进，卧位血压 90/60mmHg，坐位血压 80/40mmHg，站立 1 分钟即可晕倒，乏力，面色萎黄，纳呆，双下肢水肿，尿中多泡沫，血白蛋白 18g/L，结肠镜未见明显异常，肝肾功能正常，既往肾病综合征、低蛋白血症 1 年半，24 小时尿蛋白定量 1.5g

左右，无明显发热、恶心、呕吐、腹痛、脓血便、咳痰，舌淡红胖、苔白腻，脉沉弱。

诊断：气虚下陷，清阳不升，约束无力。治则：健脾升清，化湿降浊。

处方：升阳益胃汤加减。

用药：黄芪30g，清半夏15g，陈皮15g，党参15g，白术15g，茯苓15g，葛根20g，羌活10g，独活10g，防风10g，神曲10g，升麻12g，苍术10g，当归15g，泽泻15g，甘草10g。

服药5剂，腹泻减轻，每天2~3次、渐成形，胃开纳增，体力增强，直立性低血压无明显好转，舌淡红胖、苔薄白腻，脉沉缓。上方去泽泻，改葛根30g、升麻20g，加益智仁15g、萆薢30g。

三诊（12月7日）：大便每天1~3次、基本成形，卧位血压100/66mmHg，坐位血压94/60mmHg，站立血压86/50mmHg，可坐立位半小时，并于室内缓慢步行，水肿也有所减轻，复查白蛋白、尿蛋白无明显变化，舌淡红胖、苔薄白，脉缓。

处方：黄芪30g，萆薢30g，鸡血藤30g，当归15g，丹参30g，葛根30g，泽泻20g，白术20g，茯苓20g，石菖蒲15g（后下），补骨脂15g，甘草10g，山药20g，水红花子30g，地龙10g。

四诊（12月12日）：二便正常，血压

110/70mmHg，水肿减轻，复查 24 小时尿蛋白定量 0.96g，血白蛋白 25g/L。上方去石菖蒲，改茯苓 15g，加川断 30g。带药出院。

加减治疗 2 个月后，24 小时尿蛋白定量 0.5g 左右，血白蛋白 31g/L，遂服参苓白术散善后，并嘱其合理饮食、适当运动、定期复查。

【附注】此病人从西医角度看，3 种病来源于 3 个系统——消化系统、循环系统、泌尿系统，只能分别治疗，而中医认为可以归结为一个系统——脾胃，脾胃虚弱，运化失常，仅此而已！首先"诸湿肿满，皆属于脾"，脾气虚弱，失于健运，水液不归正化，清浊不分，则腹泻、水肿；中气不足，升举无力，则血压降低，立位气陷，卧位气行；"中气不足，溲便为之变"，脾气虚弱，约束无力，精微不固，蛋白流失。上下交损，独取其中，持中央以运四旁，健脾益气，升清降浊，升阳益胃汤为不二之选！方中黄芪健脾益气、升举清阳，二陈化湿，四君健脾，葛根、升麻鼓舞升举，泽泻渗湿降浊，"利小便所以实大便"，又风盛则燥，"高巅之上，惟风可到"，羌活、独活、防风等风药轻扬升散，引血压上行。诸药合用，疏调气机，清浊分化，各行其道，水谷归于正途，运化复常，三病可愈。其中，腹泻一症，看似轻浅，实为关键所在，乃脾气盈亏之外候；泄泻一止，则中气无外泄之患，水谷腐熟，气血生化有源，运化有权，清升浊降，精微得以封藏。可见"肾病"未必治肾，中西医学各有奥妙，唯善于融会贯通者，可收事半功倍之效！

例 93　桂枝去芍药加蜀漆牡蛎龙骨救逆汤治疗心悸案

赵某，男，50岁，心慌2个月，悸动不安，心率90～100次/min，稍微活动后心率可达110～120次/min，乏力，气短，纳呆，手足不温，精神倦怠，外阴冷凉如冰，大便溏稀，夜尿增多、3～4次，无明显发热、咳痰、水肿、多汗，舌淡暗苔薄白，脉沉数无力。此为心肾阳虚，坐镇无权。

处方：桂枝30g，龙牡各30g，补骨脂15g，甘草15g，茯苓15g，白术15g，党参30g，益智仁15g。

服药2周，缓缓显效，心悸减轻，体力增强，夜尿减少。黄芪、当归、乌药等加减出入，前后调理2个月，前症消失，舌淡红苔薄白，脉缓、沉取略显不足。嘱其服补中益气丸、金匮肾气丸1个月。

1年后随访，身强体健，精力充沛，未述不适。

 例94 **桂枝去芍药加蜀漆牡蛎龙骨救逆汤合麻黄细辛附子汤治疗病态窦房结综合征案**

姚某，女，39岁，2005年6月8日。患病态窦房结综合征，心率最低31次/min（白天），偶有心动过速，最快109次/min，有2次晕厥史，胸闷，气短，乏力，畏寒，时有心悸、汗出，月经后期、量少、色淡，饮食、睡眠、二便基本正常，舌暗淡苔薄白，脉沉迟细涩。因各种原因未能安装起搏器，转请中医治疗。证属心肾阳虚，搏动无力。

处方：桂枝30g，白芍15g，龙牡各30g，炮附子30g（先煎），党参20g，茯苓20g，麻黄9g，甘草30g（先煎），当归20g，鸡血藤30g，细辛3g，浮小麦30g。

加减治疗3个月，基础心率45~50次/min，加麦冬10g、五味子10g，炮附子增至50g，治疗至半年，基础心率62次/min，脉象和缓。

随访15年，精力、体力基本正常，维持日常生活、工作，如常人。

【附注】《伤寒论》64 条："发汗过多，其人叉手自冒心，心下悸，欲得按者，桂枝甘草汤主之。"118 条："火逆下之，因烧针烦躁者，桂枝甘草龙骨牡蛎汤主之。"112 条："伤寒脉浮，医以火迫劫之，亡阳，必惊狂，卧起不安者，桂枝去芍药加蜀漆牡蛎龙骨救逆汤主之。"桂枝去芍药加蜀漆牡蛎龙骨救逆汤原为治过汗、误火伤心阳而致惊狂、心悸之证，很多病人主述心悸不安，甚至终日惊恐，如人将捕之，叉手自冒心，或俯卧位睡眠，喜温喜按，畏寒肢冷，背凉如冰，视其舌暗淡，此心阳虚损为其根本，鼓动无力必致心动过缓，持其脉沉迟必弱，抑或坐镇无权，以致虚阳扰动，心动过速，悸动不安，甚或烦躁惊狂，脉虽数而必虚，治疗应以敦复心阳为要。"阳气者，若天与日，失其所则折寿而不彰。"桂枝辛温质轻入上焦，重用至 30g，以复心阳，如离照当空，阴霾自散，由上而照，以平虚阳之冲逆；附子辛甘大热，质重味厚，直入下焦，峻补先天元阳以济心，自下而丽，心肾同温；麻黄辛温宣化，布散流通；细辛温通阳气，联络表里；但病态窦房结综合征有时也会合并快速性心律失常——慢快综合征，故而在桂枝、附子鼓舞阳气、提高心率的同时，加牡蛎、龙骨重镇平潜，宁神定悸，平衡阴阳，调节心律；原方去芍药，因其酸敛阴柔，有碍阳气恢复，但若汗出过多，仍可用之，而成桂枝汤法，调和营卫，更可反制诸温药之刚燥，甚至合入生脉饮，体用兼补，阴阳互根；另以党参、当归、鸡血藤、茯苓补心气、养心血、通心络、宁心神；"心病者宜食麦"，浮小麦益心气、敛心液；甘草益气解毒，调和诸药。合而成方，则阳可复、神可宁，心律和调，悸动得平。待临床治愈后，以金匮肾气丸善后，于阴中求阳，少火生气，大功可成！

从几个病例谈辨证论治

 例95　乌头汤、黄芪桂枝五物汤治疗风寒湿痹病案

李某，女，48岁，春季淋雨感寒，周身关节疼痛、拘紧，畏寒，汗出则轻爽，纳可，便通，无明显发热、恶心、咳痰、麻木，C反应蛋白升高（28mg/L），血沉25mm/h，抗O试验（－），类风湿因子（－），舌淡红苔薄白，脉紧。

诊断：痛痹。治则：温经散寒，通痹止痛。

处方：乌头汤加减。川草乌各10g（先煎），白芍15g，麻黄9g，鸡血藤30g，甘草15g，细辛3g，薏苡仁30g。

服药7剂，汗出津津，疼痛明显减轻。调理半月，症状消失，辅助检查正常。

半年后复发，再次就诊，关节酸痛，乏力，畏寒，时有自汗，辅助检查与前基本相同，舌淡红苔薄白，脉缓。前方治疗半月无明显效果，后细问病史，得知此次发病源于秋收劳累，遂调整处方。

处方：黄芪30g，鸡血藤30g，当归30g，甘草10g，仙鹤草30g，桂枝15g，白芍15g，白术15g，防风10g，薏苡仁30g。

服药5剂，疼痛明显减轻，加减治疗10天痊愈。

【附注】一诊时，病发于外感风寒，属寒、属实，"病历节，不可屈伸，疼痛，乌头汤主之"，温经散寒、通络止痛，以祛邪为主，自然药到病除。二诊时，病发于劳累，属虚，延续以前取效经验，自然无效可言，"血痹阴阳俱微，寸口关上微，尺中小紧，外证身体不仁，如风痹状，黄芪桂枝五物汤主之"，"欲以通之，无如充之"，益气通络，痹痛可除，不止痛而痛止！

例 96　五苓散、桃核承气汤、三两三治疗急性肾小球肾炎案

安某，男，15 岁，学生，以肉眼血尿 1 个月就诊。1 个月前患急性咽炎及扁桃体炎，发热，用抗生素治疗，热退，咽炎及扁桃体炎基本痊愈，发现小便不利，尿量减少，如洗肉水色，双下肢指凹性水肿，血压 130/80mmHg。尿常规：潜血（＋＋＋＋）（200cel/μl），蛋白（＋＋）（2.6g/L），红细胞满视野，偶见颗粒管型。肾功能：尿素氮 10.9mmol/L，余正常。舌质淡红，苔薄白，脉浮滑有力。

诊断：急性肾小球肾炎，为太阳表证不解循经入腑而致蓄水蓄血证。

处方：桃仁 15g，酒军 6g，桂枝 12g，茯苓 30g，炒白术 15g，猪苓 15g，泽泻 15g，丹参 30g，大腹皮 20g，地龙 15g，甘草 6g。

上方加减治疗 7 天，水肿消失，复查尿常规示潜血（＋＋）、蛋白（－），肾功能正常。上方去猪苓、大黄、大腹皮，加赤白芍、熟地黄、山茱萸各 15g，茜草 15g，继续治疗。2 周后化验，复查尿常规、24 小时尿蛋白定量、高倍镜，未见异常。

1 年后，农忙劳累后再次出现血尿、水肿，借鉴前

次经验治疗 3 周无效！细诊其脉虽滑利，但沉取不足，舌淡红、胖大、有齿痕，苔薄白，伴乏力、腰酸。恍然大悟：脾肾两虚，失于约束，精微外泄。

处方：黄芪 25g，鸡血藤 25g，当归 15g，三七 3g（冲服），杜仲 15g，茯苓 15g，大腹皮 20g，白术 15g，甘草 6g，牡蛎 20g，川断 15g，仙鹤草 30g。

服药 1 周，水肿、肉眼血尿消失，体力增强。2 周后复查尿常规、肾功能，未见异常，嘱其服用六味地黄丸、参苓白术散 1 个月。随访 3 年未复发。

【附注】急性肾小球肾炎多有近期链球菌感染史，如上呼吸道感染，然后产生免疫复合物损伤肾小球基底膜，导致蛋白质、红细胞等大分子物质漏出及水电解质平衡紊乱，与中医所说太阳表证不解，外邪循经入腑导致膀胱蓄水蓄血证，极为相似。"太阳病……若脉浮，小便不利，微热消渴者"，主以五苓散化气行水；"太阳病……外解已，但少腹急结者，乃可攻之"，宜桃核承气汤化瘀止血，祛瘀生新；后期补肾治本调理而愈。二次复发源于劳累，肾主骨司二便，为"作强之官"，脾主肌肉，为气血生化之源，"中气不足，溲便为之变"，徒治其表，自然无效，宜健脾补肾，封藏有权，津、血归于正化，则肿消血安。

二者均为同一病人，两次发病，仅诱因不同，差之毫厘，谬以千里，治疗即判若天壤，可见中医辨证论治、四诊合参之微妙，不可不慎！

 例97　大承气汤治疗顽固腹泻案

覃某，男，60岁，因腹泻入院，治疗2周无明显效果，请中医会诊。消瘦，舟状腹，整日往返于病床与卫生间，查其记录，某日大便达63次之多，量少，味极臭秽，纳呆，腹部隐痛胀满，肠鸣音减弱，无明显发热、恶心、呕吐，视其舌淡红、苔则黄厚焦燥，持其脉弦滑有力、沉取益坚。果断处方：枳实15g，厚朴10g，大黄10g（后下），芒硝10g（冲服）。服药2剂，泻下宿便甚多，秽臭异常，不可近人。万没想到消瘦之人、舟状之腹，竟有宿便盈盆，令人咂舌！6剂之后，大便减少，每天两三次，舌淡红苔薄白，脉缓。以参苓白术散加减调理，至此痊愈。

例 98　枳术丸治疗便秘案

王某，女，渔民，50岁，以56天未排大便就诊入院，口服硫酸镁也未见明显排便，结肠镜无法通过、被粪石阻隔，请中医会诊。其仅觉乏力，余无明显不适，且可正常进食，体型略胖，肠鸣音减弱，排气减少，视其舌淡红、胖大、有齿痕，苔薄白略腻，持其脉浮大、沉取无力。处方：枳实30g，生白术90g，白芍30g。服药3剂，肠鸣音增强；再3剂，排出巨便，坚硬如石。后以健脾助运方药调理出院，嘱其饮食规律，按时排便。

【附注】前者以腹泻请会诊，日达数十次，但其脉症合参，乃糟粕壅滞，邪热资寇，痞满燥实，热结旁流，此"至实有羸状，误补益疾"，治当"通因通用"，以大承气汤峻下热结，待宿便得除，再以健脾和胃调理善后，而收全功。与清代袁枚"将军竟救白云夫"的感慨、《寓意草》中喻昌用"大黄四两，黄连、甘草各二两"治愈"痢疾昼夜一二百次"有几分近似之处。

后者以便秘请会诊，服硫酸镁未能泻下，结肠镜无法通过，脉症合参为脾虚失运，"至虚有盛候，反泻含冤"，治当"塞因塞用"，大剂生白术健脾助运，枳实行气导滞以为其佐，白芍缓急拘挛，防止宿便与肠管剥离时产生腹痛不适，且有缓泻之功。药仅3剂，腑气通；再3剂，巨便排出。

纵观二者，虚实、补泻皆在辨证论治之列，不可不察！

例99　四逆汤治疗身热案

某年春节假期过后，一日门诊来一耄耋老翁，坐定后尚未四诊，居然开口问我："大夫，知道我来看什么病吗？"我当即回答："知道！"此非故弄玄虚，而是因为春寒料峭，老者竟穿半袖衬衣就诊，故而断定其身热为患。果然，老者娓娓道来：近3~4年，身热如焚，无论冬夏，只能穿单衣，夏季偶有减轻，饮食、体力、二便、睡眠皆无所苦，视其舌淡红胖大，持其脉浮大、稍微沉取即显不足。当即判断：元阳不足，虚阳上越。以四逆汤加龙骨、牡蛎为治：炮附子20g（先煎），干姜10g，甘草10g，龙骨30g，牡蛎30g。服药7剂复诊，问其"有效否？"答曰："有效——以前单衣即可，现在必须风扇相随，否则身热难忍！"言外之意，病情加重，令我十分尴尬！稍作镇定，细诊其脉，再视其舌，毅然将炮附子改为 40g，再加黄柏 6g。老者持方，面带迟疑，仔细解释后，勉强再次服药。7 天后，老者如期而至，竟身着棉衣，面带笑容，谓："多年来，已不备冬装！"药已中的，去黄柏，炮附子改为 60g，再进 7 剂，寒热如常人。嘱其服金匮肾气丸，剂量加倍，服用 1 周后逐渐减量，1 个月后停药。随访 1 年，四季均安，并成忘年之交！

 例 100　三两三、升降散交替应用治疗反杓型高血压案

李某，男，42 岁，2018 年 12 月 29 日。主因眼底病变欲行手术治疗，又因糖尿病肾病，无法手术，转入内分泌科，以低血压请中医会诊。

刻诊：畏寒，双下肢冷凉、水肿，时有头晕，颈柔，乏力，少量白痰，大便 4~5 天 1 次，无明显恶心、呕吐、腹胀、多汗，BP（70~80）/（40~50）mmHg，血糖 7.6mmol/L，低蛋白血症（总蛋白 53.7g/L，球蛋白 25.9g/L），大量蛋白尿，尿蛋白（+++），24 小时尿蛋白定量 3.6g，谷丙转氨酶 66.2U/L，肌酐 81μmol/L。舌淡红苔薄白，脉沉弱难及。

诊断：气阳两虚，升举无力，经脉不通。治则：益气升清，温阳通脉。

处方：三两三加减。

用药：黄芪 30g，葛根 30g，鸡血藤 30g，当归 30g，甘草 10g，桂枝 15g，炮附子 15g（先煎），白术 15g，泽泻 20g，枳实 15g，仙鹤草 30g，三七 6g（冲服），陈皮 15g，乌药 20g。

第 3 天再次去该科会诊，顺便问了一下，病人家属告知，西医诊断为"反杓型高血压"。观其记录：白天血压（80~90）/（50~60）mmHg，夜间却波动在（140~156）/（90~100）mmHg。当天夜间 11：30 左右，再持其脉，心中不免一惊：端直以长，如按琴弦。当即予平肝潜阳、疏通经络之方，以升降散加减。

处方：蝉蜕 10g，僵蚕 15g，姜黄 15g，地龙 15g，牡蛎 30g，桂枝 15g，赤白芍各 15g，郁金 15g，牛膝 30g，鸡血藤 30g，甘草 10g。水煎，晚饭后服。

初诊方早晨服。上述二方交替服用。服药 1 周，血压逐渐趋于平稳；治疗半月，带药出院。治疗重点转向糖尿病肾病、低蛋白血症。

【附注】人体的各种参数，尤其是血压和心率（心律），随时都会有所变化波动，但必须在正常范围之内。此例反杓型高血压实不多见。24小时动态心电图、血压监测，确实为西医所长，弥补了随机心电图和血压测量的片面、不足，大大提高了诊断准确率，自然也超出了中医传统的脉诊范畴，故而门诊常规的一次脉诊对于心律失常和血压的诊断、预后以及疗效的判定的确有失公允，甚至相差甚远。此例病人如果没有血压监测，是无法得知其反杓型高血压，更不会夜间再次诊脉，自然也不会开出早晨温通、夜间平潜的方剂，再次显示出中西医结合的优势！

中医学具有独立的诊疗方法，即将望闻问切收集到的临床资料，四诊合参加以汇总，运用基础理论，通过辨证论治的方法进行综合判断，最终得出诊断，并处以方药，给予治疗，收到确切疗效。古人认为"有诸内者，必形诸外"，通过外在表现，推测、判断内在脏腑病变，然而一个症状可能会由多种原因引起，或寒或热或虚或实，治疗自然也有补、泻、温、清等天渊之别，在没有相关辅助检查的古代，前人通过反复临床实践，积累了丰富的临床经验，通过对"症"抽丝剥茧、层层深入的分析，去伪存真，归纳、总结出"证"，且因人而异，才能确定诊断，进一步给出精准的个体化治疗方案，或从治或反治，皆由辨证论治而得！时至今日，科技腾飞，日新月异，但传统的辨证论治仍然是中医学的基础、特色、精华，具有不可替代的地位！再者，如今之辨证论治已不再是单纯的传统中医理论之应用，还应扩而广之，将现代医学内容收入其中，尤其是辅助检查可将中医诊断引向深入，超声、显微镜、CT、MRI、生化检验等皆可弥补传统中医四诊之不足。另外，西药对临床表现的影响，也应该引起足够重视，如血管活性药对脉象的干扰，扩张血管药使脉象浮大弦滑、滔滔满指，而β-受体阻断剂又会导致脉象沉、迟、弱，多西他赛使病人出现严重乏力（而停药后随即好转），羟基脲、卡培他滨、替吉奥导致皮肤色素沉着、舌质紫暗……不胜枚举，这些情况前人没有现成的经验传承给我们，需要现代中医工作者在临床实践中摸索前进，总结经验，更好地中西医结合，将传统中医辨证论治再次升华！

置身医海勇撑舟，弯腰俯首作黄牛
——我的从医之路

中华民族有着五千年文明史，从夏商到康乾盛世，各行各业成就斐然，尤其是中医药事业，更是璀璨夺目，从《黄帝内经》《伤寒杂病论》到《本草纲目》等等不胜枚举，保健华夏，远播海外，对世界医药卫生事业影响举足轻重。如三国时期的华佗，创立麻沸散，施行开腹肠管切除术，堪为外科鼻祖；唐代的金针拨障术、灌肠、导尿术；17世纪明代的《白猿经》中记载了世界上第一个生物碱——乌头碱的制作过程，直到1806年德国药剂师泽尔蒂纳（F.W.A. Serturner）从鸦片中分离得到吗啡，其间相差近200年；我国第一部官方药典《新修本草》，比西方第一部官方药典《纽伦堡药典》早近900年。

医者，人之司命，性命之所系，犹相之于国，故前贤有"不为良相，则为良医"之训。清代温病大师叶天士曾告诫后代子孙，非天资过人且责任心极强者不可为医，否则治病救人不足，反成操刀杀人之巨贼。我本不才，适逢科技腾飞之盛世，遂游艺于医，从事中医临床工作至今近30年，如痴如醉，激情不减当年，勤求古训，博采众方，上至四部经典，下至历代各家著作，靡不细心研读，披星伴月不敢懈怠，焚膏继晷犹恐不及，访明医得点睛之传，不敢念一得之侥幸而误人误己，合抱之木，生于毫末，小到感冒发热，大到危急重症，都要仔仔细细、认认真真地四诊合参，无升堂入室之奢望，但求为一方父老解除病痛足矣。

人无善志，虽勇必伤。做人在做事之先，树立正确的人生观，向着一个远大的理想奋斗终身，是人生一大快事！医者，仁心，仁术，既要治病人之身，又要治病人之心。医师不能有一己之私利，只行医道，不作医商。行医如同做减法，应在保证疗效的前提下，尽量降低医疗费用，避免不良反应，突出中医"验、简、便、廉"的特点。

我以"大医精诚"为座右铭，钻研业务精益求精，持之以恒，要求自己"日有所得"，在批判地接受前人学术经验的基础上，师古而不泥，既有原则又能运巧，大胆创新，敢于闯入禁区，多次成功救治了急性心肌梗死、脑出血、重症肺炎、重症脑炎、休克及多器官功能衰竭等危急重症。

自创一方六法治疗肠梗阻，使病人免一刀之苦、切腹之痛。对于这类病人，西医多采取手术治疗，然而手术本身就是一种创伤，可引起甚至加重肠粘连，造成恶性循环。此病中医称之为"结胸""关格"。我自创一方六法，自拟通腑汤为主方，配合攻下、活血、理气、温通、益气、化饮，取得明显效果，多年来治愈数以千例肠粘连及炎症后肠梗阻病人。曾有一位 70 岁疝气患者，术后腹胀、腹痛，不能排便排气，呕吐清稀痰水达半月之久，正在束手无策欲行第二次手术时，我采用主方配合第四、六法治疗，服药 2 小时后排便排气，调理 1 周痊愈出院。另有一 90 岁高龄患者，术后出现肠梗阻，服用中药后，腹痛、腹胀急剧加重，病人痛苦、家属焦急、管床医师迟疑难决，在这危急时刻，胆大心细、智圆行方，毫不犹豫地断定为"药中病所，邪寻出路"，不但原方不改，反而加大剂量，所幸本人坚信不疑，数分钟之后腑通气畅、痛胀顿消，病人安然入睡！

我用事实证明中医同样可应急诊：患者邰某，因高血压脑出血，经治疗病情平稳即将出院时，无明显诱因突发头痛剧烈难忍，呈持续性伴阵发性加重，表情痛苦，呻吟不止，头部 CT 未见新发病灶，在病床上辗转反侧，随时有再次出血的可能，危及生命，病情凶险，用冬眠灵（盐酸氯丙嗪）、杜冷丁（哌替啶）等强效止痛药毫无效果，多科会诊不能明确病因，打算转诊北京。家属请我为之诊治，四诊合参后，断定为外感风寒、内有瘀血。"治风先治血，血行风自灭"，大胆应用葛根汤外散风寒、升阳运督，桃红四物汤活血化瘀，升降散柔肝解郁降压。处方之后，在场中西医师，无一赞同，一致认为药证相悖，非但无效，必定会加重病情，唯家属极度信任，力排众议，断然服药，2小时后头痛减半，3剂痛止，4剂诸症皆愈。

2003年秋天的一个夜晚，一位心衰病人，在市区某医院治疗半月无效，自动出院，家属驱车百余里，冒着滂沱大雨，请我出诊。当时病人端坐床边，呼吸困难，张口抬肩，极度疲惫。四诊合参之后，我断定此病按中医分型极为少见，是两千年前医圣张仲景所论少阴三急下证之一，反复推敲，成竹在胸，毅然开出了以大黄为主药的泻下方剂。在常人看来，心衰全力进补尚恐不及，丝毫不敢涉足泻下，然而非常之病必定用非常之药，大积大聚大胆行，有故无殒亦无殒，此时病情凶险，作为医师必须心存主见，"病到垂危胆亦粗"，稍有迟疑，则遗憾终生。病人服药1剂，泻下大量宿便，至天明时，呼吸平稳，平卧于床，且隐隐入睡；服完3剂，病情减半；调治不足十日，其病若失，出入户外与常人无异。疗效之好，出人意料之外。此病例的成功救治，使少阴急下证这一论点独特，几近被后世所湮没的古老理论在科技腾飞的21世纪再次大放光彩。

一70岁高龄男性病人，因脑出血并脑梗死、急性大面积心肌梗死、腱索断裂、乳头肌功能不全、重度反流、心功能衰竭、休克，被北京某权威医院劝退出院，"除非心脏移植，否则绝无生还可能"，无奈转回沧州。我参加全院会诊，中西医结合奋力一搏，升阳举陷、破阴回阳，守住原则，突破常规，大胆运巧，3 天稳住血压，5 天后逐渐撤掉升压药，中西药物互补长短，纠正心功能、开窍促醒、改善肢体功能，1 个月之后，病人坐轮椅出院，并定期到门诊复诊。像这样"不可能"的病例变成"现实"，绝非个案。

治愈不可逆转的肺间质纤维化：中医认为无不可治之病，"言不可治者，未得其术也"，只要积极探索，现阶段不可治之病，在不久的将来必定被我们攻克。离休干部翟某，八旬高龄，确诊为肺间质纤维化，因此病在现阶段西医界无论国内、国外均被判为"不可逆转"之证。当时病人呼吸困难，生活不能自理，由三室之居如厕，尚要吸氧保驾，且须在客厅休息缓解，经我诊治 2 个月，即可于生活小区内缓行 1km，3 个月后竟可奇迹般徒步四楼，而且气息调匀，精神矍铄；半年后再次做肺部 CT 扫描，令在场医师大为惊诧，一件令人不敢相信而又不得不相信的事情摆在面前：已经纤维化的肺间质完全恢复正常，磨玻璃样变、轨道征以及肺结节这些不可逆转的病理改变已消失得无影无踪。阅片医师直称："奇迹，奇迹，前所未有的奇迹。"更奇者，此病人随访 5 年未复发。数年来，经我诊治的此类病人达数百例，范围扩大到外省市，均取得良好效果。

桃李不言，下自成蹊，求诊者日众，年门诊量达 30 000 人次，其中不乏被权威医院判为"已没有治疗意义"的病例；提前 7 天的预约挂号，会在深夜 12 点开号的一分钟内，被一抢而光。一句"挂您的号，实在太难啦！"是对我的激励与鞭策，也让我感到深深的不安，恐有负病人期望！全年无假期，门诊之余积极参与院内各科室及兄弟医院的危重症会诊工作，每年会诊 4 600 人次左右，甚至往返近 2 000km 专程飞赴浙江，为台州某医院呼吸、消化、内分泌科的 4 位病人会诊。自从医至今，收到病人赠送的牌匾、表扬信、锦旗数百件，被当地群众称为现实版的"喜来乐"，并多次被《沧州晚报》《健康报》报道。

愚者千虑，必有一得，面对这微不足道的成绩，从未满足。当代名医程门雪先生曾说："虚名误我，我误人。"大医贤哲尚且如此虚怀若谷，实为我辈之楷模！泰山不拒细壤故能成其高，江河不择细流故能成其深，采撷各家所长，成一家之言，创立个人特色才是医者一生的追求！于河北医科大学系统学习现代医学知识，为中西医结合工作奠定了坚实的理论基础，将病理生理学、组织胚胎学与中医基础理论有机结合，在此基础上辨证用药，疗效大有提高，为有着两千年传统理论的中医学注入了新的活力；于北京中医药大学东直门医院、东方医院进修学习，师从博士研究生导师周平安教授，以呼吸热病为主攻方向，旁及消化系统疾病、肾病、风湿免疫病、血液病、肿瘤，侍诊于师侧，勤于思考，推求师意，掌握了内伤、外感热病辨证要点及处方用药之精华所在，对于麻黄、附子、细辛、白芍、黄芪、熟地黄等药物在呼吸热病中的应用有了新的认识，并更新了治疗消化性溃疡的陈旧观念，掌握了肿瘤的保守治疗及术后调理，与放化疗结合，起到增效减毒的作用，提高存活率及生存质量。毕业时导师写下了这样的评语："吕旺在一年的进修学习中，一直守在呼吸热病科，集中全力，学习老师运用中医、中西医结合、中西药理结合对多种疑难病的辨证论治经验，尤其对老师治疗热病、呼吸系统和消化系统的多种疾病学有心得，勤于总结，在学习期间共撰写论文 4 篇，已于近期发表，在多期进修生之中实属少见，可想其进修期间刻苦努力的程度。该同志待人亲善，团结同事，能和诸多进修生友好相处，研讨学习心得，深受同事们赞扬；业务水平，大有长进，相信在今后工作中，能学以致用，为更多的病人解除痛苦。"

学习之余，勤于总结，发表核心期刊论文 19 篇，出版专著《三两三临床应用与研究》。毛公诗词协会秘书长何运强赋诗一首："沧州古郡，名医之乡，代不乏人，今有吕旺，人在髫龄，出口成章，更有偏爱，喜诵岐黄，伤寒金匮，过目不忘，废寝忘食，十载寒窗，博古通今，异乎寻常，程门立雪，省会京沧，中西交融，各取所长，而立之年，积极向上，医海泛舟，何惧茫茫，孜孜不倦，锥骨悬梁，衣带渐宽，学识饱囊，一日悬壶，名震八方，沉疴顿起，盲见阳光，精通心脑，善治胃肠，门庭若市，熙熙攘攘，事业早成，不骄不狂，仁慈宽厚，医德高尚，扶危济困，不求报偿，走乡串县，不畏风霜，一心一意，为民健康，不求食美，不求华裳，不阿不谀，正气堂堂，飞身展翅，杏林花香。"

请进来，走出去：每年举办一届沧州市中医药论坛，邀请国内知名学者莅沧授课，传经送宝，提高了沧州地区中医工作者的诊疗水平；同时也应邀到北京、天津、深圳、香港、澳门等地讲学，提升了沧州在学术界的知名度；多次接待澳大利亚、捷克斯洛伐克、韩国等国外学者，共同探讨、交流中医药学。

创立沧州市张锡纯学术思想研究会，出任第一任会长：经与盐山县人民政府多次协商，于 2017 年经沧州市科学技术协会、民政局审核、批准，成立沧州市张锡纯学术思想研究会，并在各级部门的支持下发展壮大，吸收会员过千人，成立分会四家，学术氛围浓厚，专业性强，在我市谱写了学习张锡纯学术思想、研究中西医结合的新篇章。2018 年，被评为沧州市优秀市级学会，同年应中国中医药信息学会之邀担任中西医学汇通分会副会长，并破例批准在沧州市成立张锡纯学术思想研究学组，并担任第一任组长。

人无完人，金无足赤，一切事物的发展总是螺旋式上升、波浪式前进，人的一生总会遇到精神上或肉体上的挫折、创伤。萧伯纳曾说："一生幸福……那将是人间地狱。""70后"的我降临在那个重男轻女的年代，父母与三个姐姐把我视为掌上明珠，本该充满欢愉、无忧的童年却被无情残酷的柯萨奇病毒毁于一旦，父母变卖家产之后，挽救了一个"只能吃饭、喘气、拉尿"的孩子！同时"文革"期间，本来风雨飘摇的家庭再次雪上加霜！柔弱、幼小的我秉承着父母遗传的坚强跌跌撞撞地成长，精神和肉体上的病痛，丝毫没能摧残我，反而更加激发了我的斗志，满布荆棘的坎坷之路反而成了我进步的阶梯，我的人生就像种子一样，被踩塌了一脚，更加坚定了崛起的信念。苦难对于能干的人是一笔财富，而对弱者是一个万丈深渊。古人云："天将降大任于斯人也，必先苦其心志，劳其筋骨，饿其体肤，空乏其身，行拂乱其所为，所以动心忍性，曾益其所不能。"上帝关上了一扇门，我凭着不屈与倔强，去寻找、打开另外一扇窗。文王拘而演《周易》；仲尼厄而作《春秋》；屈原放逐，乃赋《离骚》；左丘失明，厥有《国语》；孙子膑脚，《兵法》修列。老师有一桶水，只能给学生一杯水，无师自通的自学之路，其艰辛可想而知！

心无琐事，案有好书，看书看病是我最大的癖好。伏久者飞必高，开先者谢独早，为医者应耐得住寂寞、

206

忍得住清贫。九层之台起于累土，求学应循序渐进，持之以恒。**满满两麻袋读书笔记，是我人生的第一桶金。**人生百年如白驹过隙，生命苦短，事业永恒，我要将有限的生命投入到无限的为人民服务中去。一切为了病人，为了病人一切，为了一切病人，我纵为竹头木屑，也要为大厦之一员，纵为断流之水，也要为病家鉴形。"沧州吕子一凡人，单手却将百病擒；胆大能包星外宿，心明不染镜中尘；常开贱草同施药，惯用精方真入神；多少沉疴霍然起，谁知仁者为弱身。"

学术注重中西医结合：中医学有着两千年的辉煌历史，也有近百年的沉沦。清末民初，西方列强用坚船利炮打开了我们的国门，西学东渐，向我们提出了挑战，但同时也给了我们机会，让我们认识到了自己的不足。例如，对消渴病的认识有一两千年的历史，但却没有建立内分泌学说；外科有创治疗领域更是一片空白，王清任虽然亲手解剖尸体，但没有建立系统的解剖学。泱泱学术大国竟然成了"储存胚胎的酒精瓶"。中医学在这个年代确实落伍了！然而一切事物的发展总是波浪式前进、螺旋式上升，身处低谷而不自弃，知难而进、拼搏进取是我们中华民族的优秀品德。当时国内一些有志之士，立足中医，放眼世界，用他们的智慧在传统中医与现代医学之间架起了一座桥梁，洋为中用，取长补短，奋发崛起，逐渐形成了独具中国特色的中西医汇通学派。

中西医结合不是几个医师、文人，偶尔心血来潮，信口拈来，而是有着坚实的理论基础和临床实践。中西医学同为治病救人而存在，二者一源两歧，而又殊途同归，面对的是相同的病人、相同的症状和体征、相同的辅助检查，通过不同的方法，达到治愈疾病的相同目的。首先，中西医结合有坚实的理论基础。例如：①肺与大肠相表里：首先，从胚胎发育角度看，肺、气管由原肠的前肠发展而来，呼吸道上皮和腺体由原肠内胚层分化而来，肺、气管与大肠的结构来源是相同的。其次，由回肠、结肠的细胞分泌的血管活性肠肽能刺激呼吸和松弛气管，诱发肺通气过度；胃肠道内的气体主要依靠肠壁血液循环吸收，由肺排出，而且是肛门排气量的 20 倍，因而当肺炎、支气管哮喘导致肺部排气功能障碍时，胃肠道的气体排泄就受到影响而引起腹胀。②"温邪上受，首先犯肺，逆传心包"，此论与当今新冠病毒感染、重症肺炎造成的感染中毒性休克、多器官功能衰竭如出一辙。

如何将中西医学进行有机的、正确的结合：

1. 正确、有机结合，寻找恰当的切入点，可提高疗效、缩短病程、降低医疗费用、减少甚至避免不良反应——真正做到"验、简、便、廉"。借鉴张锡纯先生的石膏阿司匹林汤，制成参苓白术散－阿莫西林－六味地黄丸（或金匮肾气丸）组合，对于既有炎症感染又存在脾虚（或肾虚）时，疗效明显优于单纯应用抗生素；再如应用激素时，早期加量过程中会产生类似于中医所说的阴虚内热表现，而后期减量过程中又会产生阳虚外寒表现，运用中药可以纠正这些偏颇；心脏瓣膜置换术后，西医基本要求禁水，严重限制了中药汤剂的应用，借鉴西医舌下给药，将中药浓煎，持续点舌解决了限水的难题；借鉴现代医学知识，在治疗甲状腺功能亢进时，就会避开牡蛎、海藻、昆布等海洋药物；辅助检查可以作为中医四诊的延伸，肉眼看不到时可以借助显微镜、X线检查、CT检查、超声检查、生化检查等，他山之石，可以攻玉！

2. 错误结合，即机械套用中西医理论，中不中，西不西，盲目拼凑。如茵栀黄注射液可以降低转氨酶和胆红素，但必须是中医辨证属于阳黄的病人，才会有效，如果用于阴黄的病人，非但无效，反而会使病情加重；部分肾内科医师反对应用中药，理由是部分中药含钾量高，而内分泌科的部分医师认为中药会降低血钾，完全是现代版的"自相矛盾"！中药是一复合体，而西药基本上是单体，以单体的概念来评判复合体无异于盲人摸象。

3. 目前中西医在很多方面尚待协调统一。如：西医用冰毯降温，与中医之"体若燔炭，汗出而散"发汗解表退热法相抵触；对于胰腺炎、胃瘫、消化道出血等，西医要求禁食水，就将中医拒于千里之外，如胰腺炎用一条空肠管即可解决，然而中药汤剂只是以少量水作为载体，发挥相应治疗作用，对胃瘫、消化道出血等情况不会有明显负面影响，也能将药物送达病灶；脉诊是中医诊疗的精华，部分西药和治疗方法对脉象的影响很大，如血管活性药中硝酸甘油、消心痛（硝酸异山梨酯片）会使脉象浮大弦滑、滔滔满指，而β-受体阻滞剂（如倍他乐克）会导致脉象沉、迟、弱；血液透析桡动脉造瘘、冠脉造影会导致桡动脉闭塞，桡动脉置管直接影响脉诊；西医为预防坠积性肺炎会让病人采取俯卧位，口腔护理影响舌苔……这些虽然是中西医之间的分歧，但只要不断努力，日后一定会解决。

事实证明，中西医结合是可行的，是大势所趋，甚至是必须的，将二者有机、合理地结合，必将事半功倍，相得益彰，但必须以中医基础理论为根本，辨证论治为准绳，绝不能生搬硬套、按图索骥，机械地套用中西医理论。如将清热解毒药等同抗生素，将活血化瘀药当作血管扩张药应用，如此定将落个"邯郸学步"的下场！

中西医结合基本已成定局，但现在还有少数人在无聊地争论谁正宗，甚至互相排斥！"人之所病病疾多，医之所病病道少"，本来当下疾病纷繁复杂，部分疗效不尽如人意，应该齐心协力，全身心投入到医疗事业中，不可再耗费精力、浪费时间作无谓的纷争！乐言人之短者不知人，乐言己之长者不知己！看到自己的短处和别人的长处的人，一定在路上，永远在进步；如果只看见自己的长处和别人的短处，必定停滞不前，甚至堕落退步！

中西医结合的早期阶段是你中有我、中中有西，随着研究和临床实践的不断深入，终将发展到成熟阶段，建立起你就是我、西就是中的全新的具有中国特色的现代医学体系！

振兴中医之我见：

振兴中医如同逆水行舟，不进则退。前人领先是不容置疑的，然而近代中医学的落伍也是客观事实。指南针、火药是我们的骄傲，然而西方列强却用坚船利炮打开了我们的国门！挫折是必然的，失败并不可怕，关键是面对失败的态度，是一蹶不振还是重整旗鼓、奋起直追，一雪前耻，这才是核心！有志者事竟成，破釜沉舟，百二秦关终属楚；苦心人天不负，卧薪尝胆，三千越甲可吞吴！有付出必定有回报！

古谚云："空袋难以自立。"知识武装起来的人才是不可战胜的。中医学是一门伟大的科学，高深莫测，需要全身心投入，物我两忘、医患交融，不是养家糊口的小技，更不是经营与交易！振兴中医需要的是救危扶颠、力挽狂澜的中流砥柱和埋头苦干、不计得失的"真中医"，而不是头衔多得压得自己都喘不过气的名利场上的过客，更不是"三服药包好"的江湖"大咖"！做真正受病人欢迎的中医大夫，金杯银杯不如老百姓的口碑！德术兴医，二者相辅相成，缺一不可！

近代、现代一直有人要"废除中医"，虽引来骂声一片，但是我个人认为应该感谢他们才对，因为他们给广大中医工作者提出了警告：醒醒吧，现在已是"生死存亡之秋"啦！中医为什么会"堕落"到如此境地？原因是多方面的，其中关键因素是疗效的降低，"工欲善其事，必先利其器"！病人满怀希望而来，最终带着失望而走，久而久之，中医也就没有了病源，失去了存在的必要性，就可能会走向一种可怕的、自杀式消亡的结局！两千年优秀的中医学，绝不能断送在我们这代人手里，我们绝不能成为千古罪人！

振兴中医三大法宝： ①**疗效**：疗效是中医的根。没有疗效，中医就成了无源之水、无本之木。中医是一门实用科学，不是挂在墙上的字画，好不好都不会害人，而是有效就有用，无效就有害。我认为这是需要中医工作者认真思考并在实践中必须解决好的一个根本问题，是当今一些中医院经营不好甚至倒闭的根本原因。所以，提高疗效是振兴中医的当务之急、不二法则。有疗效，哪怕是仇人也会认可；没有疗效，亲人也会成陌路！另外，提高疗效只能循序渐进，冒进无异于揠苗助长，合抱之木，生于毫末，打下良好的基础，才能厚积薄发，一鸣惊人！②**病源**：病人是医师的衣食父母，是中医存在的基础。拒绝商业炒作，因其只能辉煌一时，终难长久，沦落到只有唱戏的、没有听戏的尴尬境地，甚至是孤芳自赏、夜郎自大，失去生命力，再次陷入绝境。③**政策支持**：英明的政策会让中医走得更远，发展得更快。总之，疗效是帆，病人是船，政策是风，三者结合，中医必定乘风破浪、勇往直前。如果没有疗效和病源，再好的政策，也显得苍白无力。

振兴中医三部曲：提高疗效、降低费用、避免不良反应。简单地说，只要能达到让病人满意、认可，中医必兴！换位思考，假如我们是病人，希望把自己交给一个什么样的大夫去治疗，那么现在我们就做一个什么样的大夫。"己所不欲，勿施于人！"自古得民心者得天下。靠什么赢得民心，作为中医，我认为：一靠医术，药到病除，起死回生；二靠医德，设身处地为病人着想，将医疗费用降到最低，实实在在达到惠民之目的，而且会跳出恶性不良竞争的怪圈。另外，歼敌一千，自损八百，胜之不武，诊疗亦然！"是药三分毒"，尽量避免药物不良反应，甚至将其转化为治疗作用，才称得上医界高手！

振兴中医需要一群"疯子"和一批"傻子"！"疯"

到看书、看病如痴如狂，"傻"到执着诊务、别无所及。

中医与西医相比，有着自己的独特性，如同牛有牛的力量、马有马的速度，在管理方面也应该有所区别，不能用足球的标准去评判篮球。

部分中医院倒闭是我们的前车之鉴，我们必须接受这个教训："中不中，西不西"，自己的东西——中医没学会，别人的东西——西医又没学成。中医必须有自己的特色，做到"人无我有"，越是民族的越是国际的，越是地方的越是世界的。

他山之石，可以攻玉。借鉴同行经验，"输血"是必要的，得人之鱼，不如得人之渔，但输血的光芒必须靠自身"造血"才能得以延续！

俺本心狂：书不可无狂字，画不可无狂笔，人不可无狂思，我要用毕生的精力打造沧州中医药界的航空母舰！不怕挫折，笑对挑战，可以失败，但是绝不可以平庸！

想当初，老一辈无产阶级革命家冒着杀头的危险，克服种种无法想象的困难，推翻了压在中国人民头上的三座大山，现在作为中医工作者，前有古人垂方法、立津梁，上有领袖指引、政府支持，下有百姓翘首以盼，振兴中医的天时地利人和均已齐备，如果我们再无所作为，实在是愧对政府、愧对先贤志士！

如今，中央振兴中医号角破晓，如离照当空，吾辈必当披肝沥胆、竭尽所能，行百里者半九十，奉献青春，向着胜利的"最后一公里"冲刺！